명상 비전(冥想秘傳)

명상 비전

विज्ञान भैरव तन्त्र
비그야나 바이라바 탄트라

박지명 · 이서경 원전 주해

अन्तः स्वानुभवानन्दा विकल्पोन्मुक्तगोचरा ।
यावस्था भरिताकारा भैरवी भैरवात्मनः ।१५।

지혜의나무

목차

추천의 서 • 13

서문 • 16

시작 절 • 25

1절- 루드라야말라와 트리카 ; 절대와 상대의 발현 • 26

2절- 절대인 바이라바의 실상 • 28

3절- 어떻게 바이라바의 실상을 자각하는가? • 30

4절- 이 실상을 앎으로써 어떤 경험이 오는가? • 32

5절- 초월적이며 모든 곳에 존재하는 • 33

6절- 나눠지지 않고 정의를 내릴 수 없는 • 34

7절- 탄트라의 본질 • 35

8절- 바이라바의 형상 • 37

9절- 명상 수행의 방향에서 본 바이라바 • 38

10절- 명상 수행의 목적 • 39

11절- 무엇이 바이라바가 아닌가? • 40

12절- 바이라바의 본질 • 41

13절- 바이라바에 대하여 어떻게 말하는가? • 42

14절- 측량할 수 없는 특성 • 43

15절- 바이라바와 참 나 • 45

16절- 높은 실체의 본성 • 46

17절- 바이라바의 초월적인 자연은 파라데비에 의해 알려진다 • 47

18절- 자연의 법칙과 자연의 법칙을 관할하는 자 • 48

19절- 이중성은 기본적인 과정이다 • 49

20절- 상대 에너지인 삭티는 절대인 시바의 얼굴이다 • 50

21절- 시바는 삭티에 의해 드러난다 • 51

22절- 바이라바의 의식의 상태 • 52

23절- 바이라바의 의식 상태를 성취하는 수단 • 53

24절- 〈첫 번째 명상〉_ 두 개의 생식기에 집중 • 55

25절- 〈두 번째 명상〉_ 호흡과 호흡 사이에 대한 집중 • 57

26절- 〈세 번째 명상〉_ 호흡과 호흡 사이에 대한 집중의 완성 • 60

27절- 〈네 번째 명상〉_ 호흡과 호흡 사이에 대한 집중은 평화로 이끈다 • 61

28절- 〈다섯 번째 명상〉_ 에너지의 흐름인 쿤달리니에 대한 집중 • 63

29절- 〈여섯 번째 명상〉_ 에너지 중심 부위인 차크라를 꿰뚫는다 • 64

30절- 〈일곱 번째 명상〉_ 쿤달리니는 시바 신이 된다 • 67

31절- 〈여덟 번째 명상〉_ 마음은 생각을 넘어선다 • 68

32절- 〈아홉 번째 명상〉_ 다섯 개의 공간인 순야 판차카에 대한 집중 • 69

33절- 〈열 번째 명상〉_ 마음의 자각 • 70

34절- 〈11번째 명상〉_ 머리 상층부의 집중 • 71

35절- 〈12번째 명상〉_ 에너지의 중심 흐름인 수슘나에 집중 • 72

36절- 〈13번째 명상〉_ 눈과 귀를 막고 내면을 응시하는 산무키 무드라 • 74

37절- 〈14번째 명상〉_ 가슴 동굴 안에서의 소멸 • 76

38절- 〈15번째 명상〉 _ 소리와 같은 브라흐만의 형상인 사브다브라흐만에 대한 집중 • 77

39절- 〈16번째 명상〉 _ 절대의 소리인 프라나바에 대한 집중 • 78

40절- 〈17번째 명상〉 _ 옴 만트라의 집중 • 79

41절- 〈18번째 명상〉 _ 내면의 소리인 나다에 집중 • 80

42절- 〈19번째 명상〉 _ 씨앗 만트라에 집중 • 81

43절- 〈20번째 명상〉 _ 방향에 대한 집중 • 83

44절- 〈21번째 명상〉 _ 중추 에너지 수슘나와 뿌리 에너지 다하라카사에 대한 집중 • 84

45절- 〈22번째 명상〉 _ 중추 에너지 수슘나, 뿌리 에너지 다하라카사, 가슴 에너지 프리다야카사하에 대한 집중 • 85

46절- 〈23번째 명상〉 _ 내면의 공간 안타라카사에 대한 집중 • 86

47절- 〈24번째 명상〉 _ 내면의 공간 안타라카사에 대한 집중 • 87

48절- 〈25번째 명상〉 _ 내면의 공간 안타라카사에 대한 집중 • 88

49절- 〈26번째 명상〉 _ 가슴 공간 안의 만트라에 집중 • 90

50절- 〈27번째 명상〉 _ 드바다산타의 집중 • 91

51절- 〈28번째 명상〉 _ 드바다산타에 대한 집중의 결과 • 92

52절- 〈29번째 명상〉 _ 시간의 순간 칼라그니에 집중 • 93

53절- 〈30번째 명상〉 _ 시간의 순간 칼라그니에 대한 집중의 결과 • 94

54절- 〈31번째 명상〉 _ 섬세한 요소 타뜨바에 대한 집중 • 95

55절- 〈32번째 명상〉 _ 감각에 집중 • 97

56절- 〈33번째 명상〉 _ 우주의 소멸에 대한 집중 • 98

57절- 〈34번째 명상〉 _ 우주적 요소인 시바 타뜨바 존재에 대한 집중 • 100

58절- 〈35번째 명상〉 _ 텅 빈 공간인 비스바에 대한 집중 • 102

59절- 〈36번째 명상〉 _ 텅 빈 항아리에 대한 집중 • 103

60절- 〈37번째 명상〉 _ 사막에 집중 • 104

61절- 〈38번째 명상〉 _ 두 대상 사이의 공간에 대한 집중 • 105

62절- 〈39번째 명상〉 _ 대상에 집중 • 106

63절- 〈40번째 명상〉 _ 모든 존재의 의식에 대한 집중 • 107

64절- 〈41번째 명상〉 _ 바람의 융해에 대한 집중 • 108

65절- 〈42번째 명상〉 _ 희열에 대한 집중 • 109

66절- 〈43번째 명상〉 _ 금욕에 집중 • 110

67절- 〈44번째 명상〉 _ 호흡 에너지인 프라나삭티의 상승에 집중 • 111

68절- 〈45번째 명상〉 _ 배꼽 중심 마니푸라와 가슴 중심 아나하타에 집중 • 112

69절- 〈46번째 명상〉 _ 자연과 에너지의 근원인 삭티와 하나되는 집중 • 115

70절- 〈47번째 명상〉 _ 삭티의 부재 안의 성적인 희열에 집중 • 116

71절- 〈48번째 명상〉 _ 희열의 기쁨에 집중 • 117

72절- 〈49번째 명상〉 _ 음식과 마시는 것에 집중 • 119

73절- 〈50번째 명상〉 _ 감각적인 쾌락에 집중 • 120

74절- 〈51번째 명상〉 _ 마음의 안정에 집중 • 121

75절- 〈52번째 명상〉 _ 잠이 시작되는 지점에 집중 • 122

76절- 〈53번째 명상〉 _ 밝은 공간에 집중 • 123

77절- 〈54번째 명상〉 _ 에너지의 자세인 탄트릭 무드라에 집중 • 124

78절- 〈55번째 명상〉 _ 아사나의 이완 안에서의 집중 • 126

79절- 〈56번째 명상〉 _ 순야 얀트라인 텅 빈 형상에 집중 • 127

80절- 〈57번째 명상〉 _ 대상에 집중 • 128

81절- 〈58번째 명상〉 _ '하'에 집중 • 129

82절- 〈59번째 명상〉 _ 몸의 멈춤의 상태에 집중 • 130

83절- 〈60번째 명상〉 _ 몸의 흔들임에 집중 • 131

84절- 〈61번째 명상〉 _ 하늘에 집중 • 132

85절- 〈62번째 명상〉 _ 실상(實相)에 대한 집중 • 133

86절- 〈63번째 명상〉 _ 실상에 대한 집중 • 134

87절- 〈64번째 명상〉 _ 밤의 어둠에 집중 • 135

88절- 〈65번째 명상〉 _ 절대인 바이라바의 어두운 형태에 집중 • 136

89절- 〈66번째 명상〉 _ 감각의 멈춤에 집중 • 137

90절- 〈67번째 명상〉 _ 말과 언어의 시작인 아카라에 집중 • 138

91절- 〈68번째 명상〉 _ 이차적인 창조 비사르가에 집중 • 140

92절- 〈69번째 명상〉 _ 공간의 형상 속에서 자신에게 집중 • 141

93절- 〈70번째 명상〉 _ 피부를 꿰뚫는 것에 집중 • 143

94절- 〈71번째 명상〉 _ 하나에 집중 • 145

95절- 〈72번째 명상〉 _ 물질들의 본성에 집중 • 146

96절- 〈73번째 명상〉 _ 욕망이 끝나는 것에 집중 • 147

97절- 〈74번째 명상〉 _ '나는 누구인가'에 집중 • 148

98절- 〈75번째 명상〉 _ 욕망에 집중 • 149

99절- 〈76번째 명상〉 _ 지식에 집중 • 150

100절- 〈77번째 명상〉 _ 다르지 않은 의식에 집중 • 151

101절- 〈78번째 명상〉 _ 부정적인 특성에 집중 • 152

102절- 〈79번째 명상〉 _ 삶의 환영적인 본성에 집중 • 154

103절- 〈80번째 명상〉 _ 중간의 길에 집중 • 156

104절- 〈81번째 명상〉 _ '나는 모든 곳에 있다'에 집중 • 157

105절- 〈82번째 명상〉 _ 가장 높은 지식에 집중 • 159

106절- 주관과 객관의 관계에 집중 • 160

107절- 〈83번째 명상〉 _ 의식에 집중 • 161

108절- 〈84번째 명상〉 _ 지지 받지 않는 마음에 집중 • 162

109절- 〈85번째 명상〉 _ 절대 존재 시바 신과 동일화된 것에 집중 • 163

110절- 〈86번째 명상〉 _ 근원과 동일화된 것에 집중 • 164

111절- 〈87번째 명상〉 _ 빙빙 도는 것에 집중 • 165

112절- 〈88번째 명상〉 _ 잘못된 자각에 집중 • 166

113절- 〈89번째 명상〉 _ 확고하게 응시하는 것에 집중 • 167

114절- 내면의 소리인 아나하드 나다에 집중 • 168

115절- 〈90번째 명상〉 _ 깊은 우물에 집중 • 169

116절- 〈91번째 명상〉 _ 모든 것에 편재하는 실체에 집중 • 170

117절- 〈92번째 명상〉 _ 심오한 의식을 도달한 이 푸르나트바에 집중 • 171

118절- 〈93번째 명상〉 _ 창조인 브라흐마의 상태에 집중 • 172

119절- 〈94번째 명상〉 _ 기억에 집중 • 174

120절- 〈95번째 명상〉 _ 지고의 에너지 운마니에 집중 • 175

121절- 〈96번째 명상〉 _ 직관에 집중 • 176

122절- 〈97번째 명상〉 _ 특정한 대상에 집중 • 178

123절- 〈98번째 명상〉 _ 순수성에 집중 • 179

124절- 〈99번째 명상〉 _ 둘이 아닌 것에 집중 • 180

125절- 〈100번째 명상〉 _ 동등한 것에 집중 • 181

126절- 〈101번째 명상〉 _ 두 개의 반대되는 사이를 집중 • 182

127절- 〈102번째 명상〉 _ 알 수 없는 공간인 바이라바에 집중 • 183

128절- 〈103번째 명상〉 _ 외부적인 공간에 집중 • 184

129절- 〈104번째 명상〉 _ 생각이 없는 것에 집중 • 185

130절- 〈105번째 명상〉 _ 절대 존재, 바이라바라는 말에 집중 • 187

131절- 〈106번째 명상〉_ 가장 높은 실체인 타트에 집중 • 188

132절- 〈107번째 명상〉_ 성스러운 요소에 집중 • 189

133절- 〈108번째 명상〉_ 세상의 환영적인 본성에 집중 • 190

134절- 〈109번째 명상〉_ 불변하는 참 나에 집중 • 192

135절- 〈110번째 명상〉_ 한계지우지도 않고 속박되지도 않는다 • 193

136절- 〈111번째 명상〉_ 감각으로부터 벗어남 • 194

137절- 〈112번째 명상〉_ 아는 자와 아는 대상에 집중 • 195

138절- 네 개의 확립된 것을 소멸 • 199

139절- 멈추는 것의 수단 • 200

140절- 하나의 집중에 완성 • 201

141절- 초능력인 시띠 수행과 요가 수행의 완성 • 203

142절- 살아 있는 동안 자유롭기 • 205

143절- 누가 예배를 하는 자이며, 누가 예배를 받는 자인가? • 206

144절- 예배의 거친 형태 • 207

145절- 지고의 의식에 대한 만트라의 반복적인 집중 • 209

146절- 명상의 확언 • 210

147절- 진정한 예배 • 212

148절- 완벽한 충족과 만족 • 213

149절- 진정한 봉헌 • 214

150절- 모든 것의 구원자 • 215

151절- 가장 높은 명상 • 216

152절- 진정한 정화 • 217

153절- 무엇이 예배인가? • 218

154절- 순례의 장소 • 219

155절(1)- 희열의 희생 • 221

155절(2)- 함사에 집중 • 223

156절- 계속되는 호흡에 집중 • 225

157절- 비전(秘傳)되는 것의 필요 • 227

158절- 탄트라의 수행 자격 • 228

159절- 탄트라의 직관 • 230

160절- 탄트라의 직관 • 231

161절- 이 지식을 결코 포기하지 않는다 • 232

162절- 데비의 이해 • 233

163절- 절대인 시바와 상대인 삭티의 하나됨 • 235

산스크리트어 색인 • 237

산스크리트 용어 찾기 • 252

추천의 서

비그야나 바이라바 탄트라는 절대적인 의식인 시바(바이라바)와 상대적인 의식인 삭티(바이라비), 이 둘의 완전한 발현을 표현한 경전이다. 이 경전은 고대 탄트라의 전승 체계가 카시미르 샤이비즘을 통한 새로운 문화로서 비전(秘傳)된 가르침일 뿐만 아니라, 정통적인 가르침인 베다와 우파니샤드를 계승하였으며, 감추어진 다르사한(가르침의 정립된 체계)의 모든 수행 체계를 잘 전달한 경전이다.

그러나 중요한 것은 이 경전의 해석을 어떻게 하는가, 또한 그것이 어떠한 수행의 바탕 하에서 전달되고 있는가에 따라서 이 경전의 진정한 가르침의 진가는 달라질 수 있다는 것이다.

원래 이 경전은 스승과 제자 간의 마음과 마음을 통하여 교육되는 우파니샤드의 가르침을 표현하였다. 비밀스럽게 감추어진 112가지의 핵심적인 가르침이 책을 통하여 드러난다는 것은, "보물은 세상에 널려 있다. 다만 그 가치를 아는 사람만이 그것을 누릴 뿐"이라는 말로도 설명할 수 있겠다. 그것은 다시 말해 위대한 절대적인 의식과 상대적인 모든 의식의 단계를 표현한 바이라비와의 합일된 상태를 아는 것이다.

비그야나 바이라바 탄트라는 이 세상의 모든 사람들의 의식 수준에 축복을 주는 등불과 다리가 되는 경전이다. 즉, 가장 밑바닥의 의식으로부터 높은 의식의 수준에까지 끌어올릴 수 있는 위대한 경전이라는 것이다.

인도의 많은 수행자들은 이 경전을 통해 수행을 하며, 제자들에게 이 비전된 방법을 하나씩 전수한다. 이 경전에 나오는 방법들을 정확한 수행 체계로서 훈련된 사람에게 가르침을 받는다면 자신의 삶이 보다 빠르게 진보할 수 있는 것은 사실이다. 그러나 아무리 훌륭한 보석이 있다 해도 그 보석이 장인의 손에서 연마되고 가공되어 진정으로 그 가치를 이해하는 사람에게 사용되었을 때에 비로소 하나의 예술 작품으로 빛날 수 있게 된다.

카타 우파니샤드 4장 8절에서는, "절대인 브라흐만의 비밀스러운 지혜는 진실로 너희가 가지고 있는 것이다."라고 하였다. 다만 그것을 우리가 자각 해야 한다는 것이다.

이 경전을 번역한 나의 구루바이, 또는 사제(師弟)인 박지명은 이미 바가바드 기타, 요가 수트라, 우파니샤드를 주해하였고 그 외에도 많은 산스크리트 경전을 작업한 것으로 알고 있다. 인도의 무자파나가르 대학에서 산스크리트의 음성학을 공부한 그의 제자 이서경은 우리의 아쉬람에서도 이미 산스크리트 경전 연구를 함께 한 바가 있으며, 이제까지 한국에 소개된 여러 경전 작업에 많은 도움을 준 것으로 안다. 이 두 사람의 번역 및 창작을 통하여 앞으로도 인도의 많은 경전들이 한국에 지속적으로 소개될 것을 기대하며, 그로인해 많은 한국인들이 인도의 핵심 경전들을 보다 쉽고 혼란 없이 이해할 수 있게 될 것이라 믿는다.

비그야나 바이라바 탄트라 경전의 축복이 모든 이에게 실천적으로 전달되기를 바라며,
　옴 타트 사트!

스와미 시바난드 푸리
나글리 아드바이트 메트 라자요가 센터 책임자
무자파나가르 산스크리트 베다 학교 설립자

서문

　오래 전부터 인도는 찬란한 신비의 지혜를 지닌 나라로서 인간 존재의 본질을 이해하는 철학과 종교의 본산지로 알려져 왔다. 그러한 인도가 현대에는 물질 문명의 영향을 많이 받고, 시대의 흐름에 따라 변모된 모습을 보이고도 있지만, 핵심 된 몇 가지의 오랜 문명의 보고만큼은 잃지 않고 여전히 보존하고 있다. 그들이 지닌 가장 중요한 문화의 보고는 다름아닌 수 천년을 한결같이 이어온 베다의 지혜와 탄트라의 지혜이다.

　일반적으로 베다는 정통적인 지혜의 체계이고, 탄트라는 비정통적인 밀교의 지혜라고 말한다. 물론 그러한 관점은 틀린 것이 아니지만, 탄트라라고 하면 남녀간의 성(性)에 대한 입장으로서만 바라보는 경향이 많은데, 그것은 잘못된 해석이다. 탄트라에 대한 그런 오해들은 탄트라에 대한 여러 책들이 처음 서구로 건너갔을 때, 어떤 한 가지 측면만이 부분적으로 알려졌었던 이유 때문이었을 것이다. 탄트라의 가르침에는 실제로 인간의 삶의 모든 지혜가 녹아들어 있다. 거기에는 점성학, 의학, 명상, 요가, 건축 등 삶을 발전시키는 다양한 여러 방법들이 농축되어 있으며, 인간을 즉각적으로 발전시키는 비전된 방법들이

숨어 있다.

특히 이번에 발간되는 비그야나 바이라바 탄트라는 그 모든 것들이 포함된 지식 체계에 대한 고대의 경전으로서, 여기에서 말하는 비그야나는 지혜를 뜻하며, 바이라바는 절대의 신 또는 시바를 지칭한다. 즉, '절대 지혜의 가르침' 또는 '절대 지혜의 여러 다양한 가르침'을 전한다는 것이다.

바이라바는 세 글자로 뜻이 해석되는데 첫 글자 '바'는 '바라나'라고 하여 우주를 창조하는 것이며, '라'는 '라바나'라고 하여 우주를 거두어들이는 것이며, 끝 글자 '바'는 '바마나'라고 하여 우주를 유지하고 진행되도록 하는 것이다.

아마도 세상에 나와있는 모든 명상 방법이 '비그야나 바이라바 탄트라'라고 하는 이 하나의 경전 안에 녹아 들어 있으며, 그것의 어떠한 응용도 가능한 일이라고 하여도 틀린 말이 아닐 것이다. 이 경전의 위대성은 마치 명상의 백화점에 들어온 것처럼 이 경전 안에는 명상에 대한 모든 방식들이 진열되어있으며, 그것을 명상의 어떤 방식에든 적용시킬 수 있다는 것에 있다. 이 경전을 이해하고, 그에 따르는 명상의 방법을 적용시키기 위해서는, 이 경전에서도 말했고 다른 여러 경전에서도 말했듯이, 수행 체계가 정립된 스승을 통해서 비전되는 가르침을 전해 받고, 스스로 발전되어 올라가는 것이 중요하다.

시바 신이 삭티이자 데비에게 말하는 모든 것은 상대적인 가르침의 전부를 주는 것이다.

이것은 스승이 제자에게 인간의 모든 의식 상태를 포함하여 모든 수행의 방법을 전해 주는 것과 같다.

명상의 경전 중에서 정통적이며 체계적인 방식으로 인간의 의식을 높여주는 위대한 경전으로는 파탄잘리의 '요가 수트라'가 가장 널리 알려져 있지만, 이 비그야나 바이라바 탄트라 경전은 요가 수트라보다 더욱 섬세하게 인간의 몸과 마음과 모든 의식의 수준을 접촉하며 그 상태를 높여 주려 하고 있다.

명상의 서적으로는 가장 오래된 비전(秘典)이라고 할 수 있는 이 경전을 통하여 많은 사람들이 지금의 의식 수준으로부터 더욱 발전되기를 바란다.

비그야나 바이라바 탄트라는 어떤 책인가?

비그야나 바이라바 탄트라는 고대로부터 가장 비밀스럽게 전수되어 내려오는 명상의 경전으로서 시바 신이 데비에게 가르침을 전달해 주는 방식으로 구성되어 있다. 원래 이 경전의 오래된 가르침의 과정들은 탄트라 또는 아가마라고 하는 고대의 경전으로 구전되다가, 후에 산스크리트 어 문헌의 경전으로 엮어졌다.

인도의 경전은 크게 세 가지의 범주로 나누게 된다. 첫 번째는 수르티라고 하여 베다와 우파니샤드 같이 절대적인 반열에 있는 경전들을 말하는 것이며, 두 번째는 스므리티라고 하여 수르티를 기억하여 나온 경전들을 말한다. 세 번째는 푸라나라고 하여 수르티가 표현되고 발현되는 것을 표현한 경전들을 말한다. 이 책 비그야나 바이라바 탄트라에 대해서는 일반적으로 세 번째인 푸라나 경전에 속한다고 말한다.

독특하게도 이 경전은 정통적이며 드러나 있는 현교(顯敎)적인 방법과 감추어져 비밀스럽게 전달하는 밀교(密敎)적인 방법들이 모두 포함되어 있다. 그런 이유로 경전에서 말하는 방식들을 책에서 전달하는 말로써만 이해하기에는 한계가 생기기 마련인데, 가르침은 스승과 제자 간에 마음과 마음으로 전달되어야 한다는 것이 이 경전의 입장이기 때문이다. 다만 이 경전을 산스크리트 원문과 함께 수행적인 여러 방향에서 재조명하여 가능하면 방법이 한쪽으로 쏠리지 않도록 원문에 입각한 해석을 하고, 그에 따르는 주해를 달아 놓는 것으로 최대한의 배려를 하였다.

비그야나 바이라바 탄트라의 '비그야나'는 생각으로부터 자유로운 지혜 또는 통찰을 말하는 것이며, '바이라바'는 무지나 생각의 흐름들을 소멸시키는 시바 신의 강력한 형태 또는 의식을 말하는 것이다. 그리고 '탄트라'는 우주적인 에너지가 하나되고 확장되어 나가는 모든 과정을 말하는 것이다.

탄트라의 창조적인 에너지는 모든 곳에 존재하며, 에너지 균형은 창조적인 표현과 변형을 일으킨다. 비그야나 바이라바 탄트라의 방식들은 수 천년 전부터 비전된 방법으로 전해지는 것인데, 루드라야말라 탄트라나 바이라바 아가마라고 하는 고대의 경전이 순수하게 전승되어 내려온 것이다.

이 경전에서 바이라바는 절대적인 신 시바이며, 바이라비는 시바 신의 반려자이자 삭티인 파르바티를 지칭하는 것이다. 바이라바는 바이라비에게 어떤 의식 수준에서나 어떤 상황에서도 실천할 수 있는 수행 방법 112가지를 전하고, 이러한 방식들을 통하여 보편적이면서 초월적인 경지에 이르도록 표현하였다. 비그야나 바이라바 탄트라의 수행법은 수행자의 모든 단계에 적절히 맞도록 가르침이 주어져 있다. 이 경전은 원래 탄트라의 가장 감추어진 오지(奧地)라고 할 수 있는 카시미르 사이비즘의 경전으로서, 이 경전들에 의한 명상의 비전들이 세상에 많이 드러나 있지는 않다. 이 명상의 비전들은 한 인간의 의식 수준을 높여 주기 위해 지고의 의식 수준에서부터 중간 상태와 가장 낮은 상태에 이르기까지 모든 과정들의 방법론을 제시하여 놓았다. 다이빙 선수가 높은 곳에서부터 물 아래로 뛰어내리기 위해 처음에는 낮은 곳에서부터 훈련을 시작하듯이, 이 경전 또한 인간이 가장 높은 의식 수준에 오르기까지, 거기에 이르는 모든 단계마다 그 방법론을 제시하여 수 천년을 내려온 것이다.

동굴 속에서 오직 수행만을 실천하는 절대적인 수행자인 시바 신이 인간의 모든 의식 상황에서 자유를 얻을 수 있는 그 위대한 수행의 방법론을 그의 반려자인 삭티이자 파르바티에게 가르쳐 주고 있는 것이다.

인간의 의식은 잠을 자고, 꿈을 꾸고, 깨어 있는 세 가지의 상태가 있으며, 그 다음에는 만두캬 우파니샤드에서 말하듯이, 그것을 넘어서는 네 번째 의식 상태, 즉 초월 의식인 투리야의 상태가 있다. 그러한 초월 의식의 다양한 과정에 대해서는 인도 요가나 불교의 수행에서 세밀하게 말하고 있다. 네 번째의 투리아의 의식 상태를 넘어서면, 잠을 자거나 꿈을 꾸거나 깨어 있을 때에나 언제나 초월 의식의 삼매가 유지되는 우주적 의식 상태인 니르비칼파 삼매에 도달하게 되며, 여기에서 의식이 더 발전하여 대상의 가장 미세한 것까지 파악이 될 때에는 신 의식인 케발라 니르비칼파 삼매에 이르게 된다. 마지막으로 의식의 궁극적인 도달점은 히말라야의 빙하가 녹아 조그만 개울이 되고, 그것이 강이 되고, 또 그것이 거대한 갠지스 강이 되고, 더 나아가 한계 없는 바다가 되는 것과 같이, 주관과 객관이 한계 없이 하나로 되는 통일 의식, 즉 사하자 삼매에 이르는 것이다.

    비그야나 바이라바 탄트라는 이러한 모든 과정의 일곱 가지 의식과 다섯 가지 감각과 마음, 그리고 이지와 자아의 작용과 세 가지의 성질인 구나의 작용을 통하여 모든 과정의 의식 상태에서 명상으로 돌입할 수 있도록 배려해 놓은 명상서인 동시에, 모든 수행자들에게 지속적으로 전진하도록 방향을 제시해 주는 위대한 경전이다.

विज्ञान भैरव तन्त्र

비그야나 바이라바 탄트라

시작 절

श्रीदेव्युवाच ॥

스리데브유바차ǁ

데비가 말했다.

주해

데비는 신을 뜻하는 데바의 여성 명사로서, "데비가 말했다."라고 하는 것은 절대적인 **시바** 신에게 가르침을 청한다는 것이다. 인도 신화에서 절대인 시바 신은 깊은 동굴에 앉아 명상을 하고 있는데, 그의 부인 **삭티** 또는 **파르바티**가 명상으로부터 자신을 깨우지 않으면 계속해서 깊은 초월 의식에 몰입된 채로 있다고 한다. 우리는 절대 세계와 동시에 상대 세계를 함께 살고 있다. 절대는 상대가 없이 표현될 수 없으며, 상대도 절대가 없이는 실상을 파악할 수가 없다.

이러한 절대와 상대, 음과 양의 상태는 시공간이 존재하는 동안 끊임없이 진행될 것이다. 데비의 물음, 즉 상대의 세계가 절대의 세계를 받아들여 가르침을 청하는 모습이 아름답다.

1절- 루드라야말라와 트리카 ; 절대와 상대의 발현

श्रुतं देव मया सर्वं रुद्रयामलसम्भवम् ।
त्रिकभेदमशेषेण सारात्सारविभागशः ।१।

스루탐 데바 마야 사르밤 루드라야말라삼바밤 ।
트리카베다마세셰나 사라트사라비바가사흐 ।1।

오 데바여, 나는 루드라와 그의 삭티, 루드라야말라 탄트라로부터 발현된 것과의
합일을 통해 드러난 섬세한 모든 것에 대해 들었습니다. 또한,
나는 모든 지식의 근원인 삭티의 세 가지 형상 트리카에 대하여 알고 있습니다.

주해

　데바는 신 또는 시바를 말하는 것이다. 이 절에서 **루드라**는 시바 신을 말하는 것인데 그것은 **리그베다**에서부터 나온 말이며, 삭티는 그의 부인이자 자연인 파르바티 또는 상대적인 모든 삭티 에너지를 말하는 것이다. **루드라야말라 탄트라**의 발현은 비그야나 바이라바 탄트라의 모든 명상의 방법론을 전하는 것으로서, 그것은 가장 거친 삶의 과정에서부터 가장 섬세한 과정까지, 그리고 그 모든 과정을 넘어서는 명상 기법을 통괄한다.

모든 지식의 근원인 삭티의 세 가지 형상 **트리카**는 바로 자연인 **프라크리티**로부터 유래된 세 가지 성향의 발현물, 즉 가장 밝고 선한 **사뜨바스**, 어둡고 부정적인 **타마스**, 행위적이며 활동적인 **라자스**를 뜻하며, 절대인 **푸루샤**로부터 발현한 프라크리티의 모든 행동은 이 세 가지 성향의 순열과 조합에 의해서 움직이게 된다.

2절- 절대인 바이라바의 실상

अद्यापि न निवृत्तो मे संशयः परमेश्वर।
किं रुपं पत्त्वतो देव शब्दराशिकलामयम्।२।

아드야피 나 니브리또 메 삼사야흐 파라메스바라|
킴 루팜 파뜨바토 데바 사브다라시칼라마얌|2|

오 최고의 지배자여, 내가 모든 것을 들었음에도 불구하고,
나의 의심은 사라지지 않았습니다. 당신의 실상은 무엇입니까?
오 신성한 존재여, 당신은
모든 만트라의 기원으로부터 소리가 가진 힘과 에너지입니까?

주해

　파라메스바라는 최고의 지배자이며, 어떤 상대적인 것도 압도 할 수 있는 존재이다. 데바는 신성한 존재이며, **사브다**는 내면의 소리를 듣는 것이다. 수행자들은 자신의 내면의 소리를 듣는다. 그것은 내면의 소리를 듣는 **나다**에 의해 다양한 소리의 파동이 **만트라**의 파동처럼 내면의 힘과 에너지를 불어넣어 주는 것이다. 만트라의 역할을 하는 내면의 소리, 즉 **사브다 만트라**는 그 자체가 힘과 에너지를 가지고 있을 뿐만 아니라, 성스러운 소리이자 모든 소리의 근원이 된다.
　시바 신을 형상화한 그림을 보면 시바 신의 삼지창에 작은 북이 달

려 있는데, 그것이 바로 내면의 소리를 듣는 것을 상징하는 것이다. 우리의 내면의 소리는 외면의 소리보다 강한 것일까? 전자 레인지의 음파가 음식을 뜨겁게 데우는 것처럼, 파동의 힘은 물질의 분자를 흔들 수가 있다. 마찬가지로 고요함으로부터 나오는 내면의 소리는 외부의 모든 소리보다 강하다.

3절 – 어떻게 바이라바의 실상을 자각하는가?

किं वा नवात्मभेदेन भैरवे भैरवाकृतै ।
त्रिशिरोभेदभिन्नं वा किं वा शाक्तित्रयात्मकम् ।३।

킴 바 나바트마베데나 바이라베 바이라바크리타이||
트리시로베다빈남 바 킴 바 삭티트라야트마캄|3|

당신의 실상은 인식될 수 있습니까?
아홉 가지 다른 방식을 통해 바이라바 아가마를 열거하는 것처럼
존재는 더 높은 의식의 범주로 들어갈 수 있습니까?
그것은 바이라바 탄트라의 진행과는 다른 것입니까? 아니면,
삭티의 세 가지 형상(파라, 파라파라, 아파라)의 지식을 통하여
인식할 수 있는 것입니까?
이러한 것이 나의 의문입니다, 오 바이라바여!

주해

　절대인 시바, 또는 바이라바의 실상은 인지 될 수 있을까? 아홉 가지의 다양한 방식이란 모든 의식 체계(11절에 언급됨)를 말하는 것이다. 비그야나는 의식을 말하며, 바이라바는 그 의식을 넘은 상태를 말한다. 탄트라는 수행법이나 방법론의 기술이라고 보면된다. 다시 말해, 비그야나 바이라바 탄트라는 '의식을 넘어서는 방법'이라고 할 수 있다. 그

렇다면 초월적인 **파라**와 초월적이지 않는 **아파라**의 지혜를 통하여 바이라바의 실체를 인지할 수 있을까?

4절 - 이 실상을 앎으로써 어떤 경험이 오는가?

नादबिन्दुमयं वापि किं चन्द्रार्धानिरोधिकाः
चक्रारूढमनच्कं वा किं वा शक्तिस्वरूपकम् ।४।

나다빈두마얌 바피 킴 찬드라르다니로디카흐|
차크라루다마나츠캄 바 킴 바 삭티스바루파캄|4|

그것은 나다와 빈두입니까? 아니면, 반달을 막는 형상입니까?
아니면, 몸의 에너지 중심에 대한 집중입니까?
그것도 아니라면, 삭티의 본질적인 형상입니까?

주해

 빈두는 내면으로 집중하는 한 점을 말한다. 내면의 소리 나다는 내면의 의식의 깊이에 따라 소리의 파동이 다르게 들려지고 느껴진다. 나다와 빈두를 경험한다는 것은 울리지 않는 파동을 듣고 내면의 정신적인 집중이 모아지는 것을 말하는 것이다.

5절- 초월적이며 모든 곳에 존재하는

परापरायाः सकलमपरायाश्च वा पुनः।
पराया यदि तद्वत्स्यात् परत्वं तद्विरुध्यते ।५।

파라파라야흐 사칼라마파라야스차 바 푸나흐।
파라야 야디 타드바트스야트 파라트밤 파드비루드야테।5।

당신의 실상은 초월적이면서 내재적(內在的)인 것입니까?
아니면, 완전히 내재적이거나, 완전히 초월적인 것입니까?
만일 내재적이라면 초월적인 자연은 모순이 됩니다.

주해

  '파라'는 초월적인 것을 말하는 것이며, '아파라'는 초월적이지 않은 것을 말한다. 초월과 모든 곳에 보편적으로 두루 펴져 편재하는 것은 서로 모순이 되는 것처럼 보인다. 그러나 **베단타** 철학에서는 모든 것 안에서 내재하는 초월적인 절대는 불변이라고 한다. 그것은 "타뜨 밤 아시", 즉 "그대는 그것, 즉 절대이다." 라는 것이다.

  꽃나무는 잎과 줄기, 꽃, 뿌리가 다른 모습으로 구분되어 있지만 그 꽃나무 전체에는 어느 한곳도 빠짐없이 같은 수액으로 꽉 차 있다. 수액은 눈에 보이지 않지만 언제나 꽃나무와 같이 공존하는 것이다. 마치 몸과 마음이 언제나 같이 존재하듯이.

6절 – 나눠지지 않고 정의를 내릴 수 없는

नहि वर्णविभेदेन देहभेदेन वा भवेत् ।
परत्वं निष्कलत्वेन सकलत्वे न तद्भवेत् ।६।

나히 바르나비베데나 데하베데나 바 바베트 |
파라트밤 니쉬칼라트베나 사칼라트베 나 타드바베트 |6|

초월적인 것은 바르나(색깔), 사브다(소리), 루파(형상)로
나누어져 존재할 수 없습니다.
그러나 초월적인 것이 나누어지지 않는다면, 그것은 보여지거나
여러 요소를 함유하는 부분들로도 존재할 수 없습니다.

주해

파라트밤, 즉 초월적인 것은 구분되지 않으며, 색깔이나 소리와 형상, 그리고 언어와 몸으로 나뉘어질 수가 없다. 그러나 또한 초월적인 것이 나뉘어지지 않는다면 형상화 될 수가 없다. 그래서 한계 없는 절대의 위대성은 표현되는 상대를 통해서 존재한다. 전체에는 부분이 존재할 수 있지만 부분이 모여서 전체가 될 수는 없는 것이다.

7절 - 탄트라의 본질

प्रसादं कुरु मे नाथ निःशेषं छिन्धि संशयम् ।
भैरव उवाच ।
साधु साधु त्वया पृष्टं तन्त्रसारमिदं पिप्रये ।६।

프라사담 쿠루 메 나타 니흐세샴 친디 삼사얌ㅣ
바이라바 우바차ㅣ
사두 사두 트바야 프리쉬탐 탄트라사라미담 피프라예ㅣ7ㅣ

오 주여, 나의 모든 의심이 완전히 사라지게 하소서.
바이라바는 말했다.
잘 말하였다, 사랑하는 나의 존재여!
그대가 궁금해하는 것은 탄트라의 본질이다.

주해

　가르침을 전승 받는 것에 대한 많은 경전의 이야기들이 있다. 인도의 고대 경전 **바가바드 기타**에서는 아르주나가 크리쉬나에게 모든 의심을 사라지게 하는 모든 과정의 지혜를 가르쳐주고, 초월적인 경험을 시켜준다.
　그리고 근대의 수행자 **라마크리쉬나**는 그의 제자 **비베카난다**에게 많은 의문들을 일시에 해소할 수 있는 삼매의 경험을 시켜 주었다. 다만 그전부터 많은 준비를 시킨 다음 경험을 하게 하였다.

 탄트라의 가장 위대한 본질은 모든 드러난 상태 안에 감추어진 것을 드러나게 하는 것이다.

8절 - 바이라바의 형상

गुहनीयतमं भद्रे तथापि कथयामि ते ।
यत्किञ्चित्सकलं रूपं भैरवस्य प्रकीर्तितम् ।८।

구하니야타맘 바드레 타타피 카타야미 테 ㅣ
야트킨치트사칼람 루팜 바이라바스야 프라키르티탐 ㅣ8ㅣ

고결한 여인이여, 이것이 탄트라의 최고의 비밀일지라도,
나는 그대에게 바이라바 형상에 대해 세밀하게 전해 줄 것이다.

주해

위대한 스승, 즉 마하데바인 시바는 그의 순수한 헌신자인 데비에게 먼저 그 자신의 순수성을 각인시키고, 비전된 가르침의 정수를 하나하나 단계적이면서 직접적으로 가르쳐 준다. 바이라바는 시바의 다양한 모습이나 가르침과 다르지 않다. 최고의 비밀의 가르침은 제자에게 전해지며, 축복은 그의 헌신자에게 주어진다.

9절- 명상 수행의 방향에서 본 바이라바

तदसारतया देवि विज्ञेयं शक्रजालवत् ।
मायास्वप्नोपमं चैव गन्धर्वनगरभ्रमम् ।९।

타다사라타야 데비 비그예얌 사크라잘라바트ㅣ
마야스바프노파맘 차이바 간다르바나가라브라맘ㅣ9ㅣ

오 데비여, 바이라바의 사크라는 실체가 없으며,
정신적인 가치가 없으며, 인드라의 그물망 같은 환영이며,
천상의 악사인 간다르바가 쓰는 속임수와 같다.

주해

　바이라바의 **사크라**는 상대적인 모든 요소들을 말하는 것인데, 섬세하거나 거친 모든 것과 연결되어있다. 그것은 모든 상대적인 영역을 걸러내는 인드라의 그물망처럼, 또는 천상의 악사인 **간다르바**의 음악처럼 아름다운 환상을 주는 것이다. 인도 철학에서 **마야**는 원래 없는 것이나 존재하는 것처럼 보인다. 있지도 않은 신기루가 존재하는 것처럼 말이다.

10절- 명상 수행의 목적

ध्यानार्थं भ्रान्तबुद्धीनां क्रियाडम्बरवर्तिनाम् ।
केवलं वर्णितं पुंसां विकल्पनिहतात्मनाम् ।१० ।

드야나르탐 브란타부띠남 크리야담바라바르티남 |
케발람 바르니탐 품삼 비칼라파니하타트마남 | 10 |

명상의 과정을 가로지르기 위해 현혹된 지성을 가지고서
보이기 위한 행동과 과시적인 예배로 기우는 이들은
생각의 형식의 먹이가 된다.

주해

　이 절은 명상의 과정을 무시하고 그 결과만을 생각하여, 일시적인 체험을 위해 사크라 수행을 하는 이들의 편향된 방법론에 대해 말하고 있다. 예를 들어, 자기 암시나 갑작스러운 상상을 불러일으키는 방법론은 자신을 본질적으로 변화시키지 못한다는 것이다. 결국 평생 동안 실천할 자기 개발의 방법으로는 적합하지 않다.

11절 - 무엇이 바이라바가 아닌가?

तत्त्वतो न नवात्मासौ शब्दराशिर्न भैरवः।
न चासौ त्रिशिरा देवो न च शक्तित्रयात्मकः ।११।

타뜨바토 나 나바트마사우 사브다라시르나 바이라바흐ㅣ
나 차사우 트리시라 데보 나 차 삭티트라야트마카호ㅣ11ㅣ

바이라바의 실상에는 아홉 가지의 형상도 없으며,
문자도 없으며, 세 가지의 흐름도 없으며,
삭티의 세 가지 힘도 없다.

주해

바이라바의 절대 순수의 상태에서는 어떠한 것도 존재하지 않는다. 그것은 상대적인 세계를 넘어서 있기 때문이다. 그러나 그러한 절대의 세계가 있기 때문에 상대의 세계는 존속되는 것이다. 이것은 물리학에서 진공이 모든 것의 근원이라고 말하는 것과 같다.

이 절에서 말하고 있는 아홉 가지의 형상, 또는 아홉 가지의 의식 체계는 시바(절대), **사다시바**(절대 존재), **이스바라**(인격 신), **수다비드야**(빛나는 지혜), 마야(환영), **칼라**(시간), **니야티**(행위), 푸루샤(참 나), 프라크리티(자연)이며, 세 가지 흐름은 사뜨바스(긍정), 라자스(행동), 타마스(부정)이다. 삭티의 세 가지 힘은 **이차**(의지), **그야나**(지혜), **크리야**(행위)를 말한다.

12절 - 바이라바의 본질

नादबिन्दुमयो वापि न चन्द्रार्धनिरोधिकाः।
न चक्क्रमसांभिन्नो न च शक्तिस्वरूपकः।१२।

나다빈두마요 바피 나 찬드라르다니로디카흐│
나 차크라크라마삼빈노 나 차 삭티스바루파카흐│12│

그의 형상은 나다와 빈두 안에 있는 것도 아니며,
반달을 막는 형상에 있는 것도 아니며,
몸의 에너지 중심인 차크라의 집중 속에 있는 것도 아니며,
삭티의 본질인 형상에 있는 것도 아니다.

주해

 절대인 바이라바는 어떠한 상대적인 상태에도 존재하지 않는다. 그것은 내면의 소리인 나다, 내면의 점의 집중인 빈두, 시바의 반달 속, 그 어디에도 존재하지 않으며, 에너지의 중심인 **차크라**에 있는 것도 아니다. 그리고 가장 섬세하고 상대적인 에너지 삭티에 있는 것도 아니다.

13절 – 바이라바에 대하여 어떻게 말하는가?

अप्रबुद्धमतीनां हि एता बालविभीषिकाः।
मातृमोदकवत्सर्वं प्रवृत्त्यर्थमुदाहृतम्।१३।

아프라부따마티남 히 에타 발라비비쉬카흐ㅣ
마트리모다카바트사르밤 프라브리뜨야르타무다흐리탐ㅣ13ㅣ

바이라바의 형상에 대한 이러한 이야기들은 성난 아이들이나 영적인 길을 따라 설익은 지식에 기울어진 사람들을 위한 것이다. 어머니가 어린 자식을 달래기 위해 단 과자를 주듯이.

주해

 바이라바의 길은 고도로 전문적이고 숙련된 방법을 위한 것이다. 바가바드 기타 2장 50절에서, "이성이 확립된 자는 이 세상에서도 선과 악을 벗어버린다. 그러므로 그대 스스로 요가에 몰입하라. 요가는 행동의 능숙함이다."라고 하였듯이, 전문적인 과정의 훈련 없이는 외부적이고 일시적인 현상들에게로 기울어지는 것이다.

14절- 측량할 수 없는 특성

दिक्कालकलनोन्मुक्ता देशोद्देशाविशेषिणी ।
व्यपदेष्टुमशक्यासावकथ्या परमार्थतः ।१४।

디깔라칼라논묵타 데소떼사비세쉬니 |
브야파데쉬투마사크야사바카트야 파라마르타타흐 |14|

**궁극적으로 바이라바의 상태는
방향이나 시간이나 공간으로 가늠되지 않으며,
어떤 특성이나 명칭으로도 지시되지 않는다.**

주해

절대인 바이라바의 상태는 상대적인 시공간의 개념으로 이해되지 않으며, 명칭이나 특성으로도 드러나지 않는다. 그것은 방향인 **디크**, 시간인 **칼라**, 공간인 **데사**, 특성인 **아비세쉬니**, 명칭인 **아카트야**로도 지시되지 않는 **브야파데쉬투마사크야**이다.

노자의 도덕경(道德經) 1장 중에서, "이름 붙일 수 있는 이름은 항상 그러한 이름이 아니다. 이름이 없음은 천지의 으뜸이요, 이름이 있음은 만물의 어머니이다. 그러므로 늘 텅 빈 없음에서 그 오묘함을 보려 하고, 언제나 늘 있음에서 그 갈래를 보려 해야 한다. 이 둘은 같은 곳에서 나왔으나, 이름만 달리할 뿐이니, 이를 일러 현묘하다고 하는 것이다. 현묘하고 또 현묘하여, 모든 묘함이 이 문을 통해 나온다(名可名非常名 無名天地之始 有名萬物之母 故常無欲以觀其妙 常有欲以觀其요 此兩者同出 而異名 同謂之玄 玄之又玄 衆妙之門)."라고 하였다.

카비르의 시에서는 이 명칭 붙일 수 없는 오묘한 것을 이렇게 노래하였다.
"태초부터 그것은 홀로 그 자체로
형태도 없고 빛깔도 없는
무조건적인 존재로 창조되었다.
시작도 중간도 끝도 없었다.
그곳에는 바라보는 눈도 어둠도 빛도 없었다.
어떤 대지도 공기도 하늘도 없었으며
불도 물도 땅도 강도 없었다."

"그는 형태가 없지만 무형도 아니다.
그는 이름이 없다.
그는 색깔이 없지만 무색도 아니다.
그가 정착해야 할 곳은
어떤 곳도 아니기에."

15절 - 바이라바와 참 나

अन्तः स्वानुभवानन्दा विकल्पोन्मुक्तगोचरा।
यावस्था भरिताकारा भैरवी भैरवात्मनः।१५।

안타흐 스바누바바난다 비칼폰묵타고차라ㅣ
야바스타 바리타카라 바이라비 바이라바트마나흐ㅣ15ㅣ

존재는 마음이 현상이나 생각의 형식으로부터 자유로울 때
내면의 은총을 경험하게 되며, 모순들로부터 벗어났을 때
바이라비로 알려져 있는 바이라바 아트만의 형상이 가득 찬다.

주해

　마음이 모든 생각으로부터 자유로울 때 참 나인 **아트만**이 드러난다. 그것이 바로 바이라바의 진정한 모습이며, 그때 비로소 '나는 절대인 참 나' 라고 주장할 수가 있다. '타뜨밤 아시' 즉, "나는 절대이며 참 나이다."라는 주장자가 되는 것이다. 이 절에서 **바이라바 아트만**은 내면의 자각의 은총으로 경험되며, 이때 모든 상대적인 모순은 눈 녹듯이 사라진다. 왜냐하면 스스로 순수한 의식 상태의 확고한 체득을 하지 않고서는 어떤 것도 그것은 상대적인 말일 뿐이기 때문이다.

16절- 높은 실체의 본성

तद्भुपुस्तत्त्वतो ज्ञेयं विमलं विश्वपूरणम् ।
एवंविधे परे तत्त्वे कः पूज्यः कश्च पृप्यति ।१६।

타드바푸스타뜨바토 그예얌 비말람 비스바푸라남 |
에밤비데 푸레 타뜨베 카흐 푸쟈흐 카스차 트리프야티 |16|

그의 자연의 본질은 모든 거친 것이 걸러지고
우주 전체가 스며들게 되었을 때 자각된다.
가장 높은 실체의 자연이 이렇게 존재함에 있어서
예배의 대상은 누구이며, 예배를 받는 자는 누구인가?

주해

　프라크리티이자 자연의 본질인 **타뜨바**는 거친 의식이 가라앉고 고요해졌을 때, 그 자신의 자각이 모든 대상에 스며들게 되며, 자연의 모든 대상은 예배의 대상이 된다. 모든 대상의 근원을 자각하는 이가 바로 예배받는 이를 자각하는 것이다.
　"내 자신의 자각 없이는 어떠한 관찰 대상도 존재하지 않는다."라는 것은 인도 철학의 핵심인 동시에, 현대 물리학과 현대 심리학, 현대 예술의 바탕이 되고 있다.

17절 - 바이라바의 초월적인 자연은 파라데비에 의해 알려진다

एवंविधा भैरवस्य यावस्था परिगीयते ।
सा परा पररूपेण परादेवी प्रकीर्तता ।१७।

에밤비다 바이라바스야 야바스타 파리기야테 |
사 파라 파라루페나 파라데비 프라키르타타 |17|

이리하여 바이라바의 초월적인 상태는 묘사되거나 노래로 불리며, 절대 또는 최고의 여신 파라데비의 최고의 형상으로 알려진다.

주해

절대와 상대는 바로 시바와 삭티이다. 이것은 우파니샤드의, "절대도 완전하며 가득 차 있고 상대도 완전하며 가득 차 있다."라는 '푸르남 이담 푸르남 아다흐'를 말하는 것이며, 반야심경(般若心經)의, "사순야타 야 순야타 타드루팜 에바메바" 즉, "물질인 것은 곧 텅 비어 있는 것이며, 텅 비어 있는 것이 곧 물질이다(色卽是空 空卽是色)."를 말하는 것이다.

18절- 자연의 법칙과 자연의 법칙을 관할하는 자

शक्तिशक्तिमतोर्यद्वत् अभेदः सर्वदा स्थितः।
अपस्तद्धर्मधर्मित्वात्पराशक्तिः परात्मनः ।१८।

샥티샥티마토르야드바트 아베다흐 사르바다 스티타흐|
아파스타따르마다르미트바트파라샥티흐 파라트마나흐|18|

샥티는 샥티만의 속성과 같은 속성을 갖게 됨으로써
샥티와 샥티의 소유자인 샥티만은 서로 다르지 않다.
파라샥티는 절대의 본질인 다르마(정의)와 동일하며,
파라아트만으로 알려진다.

주해

　　탄트라의 모든 가르침은 시바와 샥티의 가르침이다. 절대인 시바 또는 바이라바는 최고의 힘이자 정의인 **다르마**와 같으며, 가장 미세한 상대적인 드러남인 샥티와 그것마저 넘어서는 **파라샥티**이다. 결국 시바와 샥티는 둘이 아니며 바이라바와 파라샥티는 분리되지 않는다. 이것은 인도 최고의 철학인 베단타에서 강과 강물이 다르지 않는 불이일원론(不二一元論), 즉 **아드바이타 베단타**의 가르침과 같다.

19절 - 이중성은 기본적인 과정이다

न वह्नेर्दाहिका शक्तिः व्यतिरिक्ता विभाव्यते ।
केवलं ज्ञानसत्तायां प्रारम्भोऽयं प्रवेशने ।१९।

나 바흐네르다히카 삭티흐 브야티릭타 비바브야테 |
케발람 그야나사따얌 프라람보아얌 프라베사네 |19|

불을 태우는 힘과 불이 서로 분리되지 않는 것처럼,
삭티와 바이라바는 결코 분리되지 않는다.
그러나 최초에 그것의 지식 속으로 앞서 들어간 발걸음은
그것이 분리된 것으로 상상하였다.

주해

"삭티와 바이라바는 분리되지 않았다. 그러나 최초에 그것의 지식 속으로 앞서 들어간 발걸음이 분리된 것으로 상상하였다.", 이것은 바로 인도 철학에서 마야를 말하는 것이다. '마'는 '아닌 것'이며, '야'는 '그것'이다. 그것이 아닌 것을 그것으로 착각한다는 것이다. 즉, 그것이 분리된 것으로 상상한다는 것이다.

20절 - 상대 에너지인 삭티는 절대인 시바의 얼굴이다

शक्त्यवस्थाप्रविष्टस्य निर्विभागेन भावना
तदासौ शिवरूपी स्यात् शैवी मुखमिहोच्यते ।२०।

삭트야바스타프라비쉬타스야 니르비바게나 바바나 │
타다사우 시바루피 스야트 사우비 무카미호챠테 │20│

삭티의 상태로 들어간 존재는 시바와 분리되지 않고
동일하다는 느낌을 가졌으며,
존재는 실로 시바의 형상이 되었다.
이러한 관계로 삭티는 시바의 얼굴이 되었다.

주해

결국 시바와 삭티의 합일로 인해, 드러나지 않은 시바의 절대가 삭티의 발현을 통하여 드러나게 되는 것이다. 삭티는 모든 세계와 우주의 발현물이다.

스베타스바타라 우파니샤드 3장 7절에서는, "그는 모든 세상을 넘어서 가장 위대하며, 지고의 높은 존재이다. 그는 형상을 가진 모든 존재 속에 숨겨져 있으며, 우주 전체를 둘러싸고 있다. 이러한 그를 아는 이는 실로 불멸함을 얻으리라."라고 하였다.

21절 - 시바는 삭티에 의해 드러난다

यथालोकेन दीपस्य किरणैर्भास्करस्य च ।
ज्ञायते दिग्विभागादि तद्वच्छत्त्या शिवः प्रिये ।२१ ।

야탈로케나 디파스야 키라나이르바스카라스야 차 |
그야야테 디그비바가디 타드바착트야 시바흐 프리예 |21|

불빛이나 태양 빛에 의해 공간, 방향, 형상이 드러나는 것처럼
마찬가지로 시바는 삭티를 매개로 하여 드러난다, 오 명료한 존재여.

주해

나무의 수액은 꽃과 뿌리와 줄기를 통하여 드러난다. 수소와 산소가 합쳐서 생긴 물은 얼음도 되고 수증기도 되지만 수소와 산소의 성분은 언제나 변하지 않고 존재한다. 이것에 대해 장자(莊子)의 제물론(齊物論)은 이렇게 표현하였다. "천지와 나는 함께 생겨났으며, 만물과 나는 하나가 된다(天地與我竝生, 而萬物與我爲一)."

22절 - 바이라바의 의식의 상태

श्रीदेव्युवाच ।
देवदेव त्रिशूलाङ्ककपालकृतभूषण ।
दिग्देशकालशून्या च व्यपदेशविवर्जिता ।२२।

스리데브유바차 |
데바데바 트리슐랑카카팔라크리타부샤나 |
디그데사칼라순야 차 브야파데사비바르지타 | 22 |

스리 데비는 말했다.
삼지창을 들고 해골 장식을 한, 오 신들의 주인이여!
시간, 공간, 방향이 사라지고, 물질적인 요소들로부터
자유로운 상태에 대해 말해 주소서.

주해

시바의 삼지창은 시간, 공간, 의식을 말한다. 이것은 과거, 현재, 미래의 시간이며, 또한 가로, 세로, 입체이며, '**사트 치트 아난다**' 인 '절대 지복 의식' 을 의미한다. 해골 장식을 하였다는 것은 악마를 물리친다는 뜻이다. 데비는 시바에게 다시 간절하고 정중하게 묻는다. 물질적인 요소로부터 자유로운 텅 빈 진공의 상태인 순수 의식의 상태에 대해 말해 달라고 하는 것이다.

23절 - 바이라바의 의식 상태를 성취하는 수단

यावस्था भरिताकारा भैरवस्योपलभ्यते ।
कैरुपायैर्मुखं तस्य परादेवी कथं भवेत् ।
यथा सम्यगहं वेद्मि तथा मे ब्रूहि भैरव ।२३।

야바스타 바리타카라 바이라바스요팔라브야테 ।
카이루파야이르무캄 타스야 파라데비 카탐 바베트 ।
야타 삼야가함 베드미 타타 메 브루히 바이라바 । 23 ।

어떻게 바이라바의 꽉 찬 상태에 도달할 수 있으며,
어떻게 파라데비가 바이라바의 얼굴을 가지게 되었는지,
오 바이라바여, 그것을 내게 말하소서.
나는 완전하게 알게 될 것입니다.

주해

  종교인이나 수행자들은 아침 저녁으로 매일 그들에게 절대적인 상징이 되는 신들의 형상이나 스승의 사진 등에 의식을 하거나 기원을 한다. 현대에는 많은 사람들이 자신에게 호감을 주는 연예인의 화면이나 사진을 보면서 그들을 생각한다. 어떤 연예인의 일거수일투족은 그들을 항상 생각하는 사람에게 절대적인 것이 되며, 그것을 바라보는 것만으로도 그들은 일체감을 느낀다. 고대 인도에 **미라바이**라고 하는 위대한 크리쉬나 신의 절대적인 헌신녀가 있었다. 그녀의 삶의 모든 생각과 행위는 크리쉬나에 대한 예배의 행위이며 노래였다. 신들은 사람들에게 아무것도 주는 것이 없다. 다만 신들이 존재한다는 것 자체가 신을 따르는 사람들에게 기쁨이자 삶인 것이다.

미라바이가 크리쉬나를 사랑하고 그것을 노래하여 경전이 된 **나라다박티 수트라** 2절에는, "신에 대한 헌신, 그것은 그에게로 향한 지고의 사랑으로 묘사된다."라고 하였고, 4절에는, "헌신의 대상을 성취하는 것으로 불멸과 영원한 만족을 얻게 된다."라고 하였다.

24절 - <첫 번째 명상>
_ 두 개의 생식기에 집중

श्रीभैरव उवाच ।
ऊर्ध्वे प्राणो ह्यधो जीवो विसर्गात्मा परोच्चरेत् ।
उत्पत्तिद्वितयस्थाने भरणाद्भरिता स्थितिः ।२४ ।

스리바이라바 우바차|
우르드베 프라노 흐야도 지보 비사르가트마 파로차레트|
우트파띠드비타야스타네 바라나드바리타 스티티흐|24|

스리 바이라바는 말했다.
파라데비의 자연은 상승하는 호흡 프라나와
하강하는 호흡 지바(아파나)로 발현되는 창조물인 비사르가이다.
마음을 두 개의 생식기에 고정함으로써 꽉 찬 상태가 일어난다.

주해

이제부터 바이라바, 즉 시바의 위대한 가르침이 펼쳐진다. 발현되는 모든 에너지인 **파라데비**의 자연은 상승하는 에너지와 하강하는 에너지의 창조물인 **비사르가**이다. 산스크리트어로 비사르가는 두 개의 지점을 말하며 그것은 소우주와 대우주를 의미하는 것이다. 여기에서 마음을 두 개의 생식기에 고정을 시킨다는 것은 가장 중요한 육체적인 에너지의 중심이 정신적인 자각에 의해 통제된다는 뜻이다. 이것은 초월적인 **파라**와 상대적인 **파라데비** 둘 다를 확립하기 위해 호흡인 **프라나**를 통하여 몸과 마음을 통제하는 방법이다.

25절- <두 번째 명상>
_호흡과 호흡 사이에 대한 집중

मरुतोऽन्तर्बहिर्वापि वियद्युग्मानिवर्तनात् ।
भैरव्या भैरवस्येत्थं भैरवि व्यज्यते वपुः ।२५।

마루토안타르바히르바피 비야드유그마니바르타나트ㅣ
바이라브야 바이라바스예땀 바이라비 브야쟈테 바푸흐ㅣ25ㅣ

들이쉬는 숨과 내쉬는 숨이 두 지점으로부터 바뀌는
그 공간에서 모두 제어될 때
바이라바의 근원은 바이라비의 발현과 다르지 않다.

주해

 이 절부터 본격적인 바이라바, 또는 시바의 명상에 대한 수행 방법의 가르침이 전개된다. 원래 명상의 수행 방법은 오랜 전통 하에 전해지는 것이기 때문에 혼자서 실천하는 것은 사실상 바람직하지 않다. 책으로 수행법을 보고 명상 수행을 행하여 스스로의 체험을 한다는 것이 전혀 불가능한 것만은 아니지만, 명상의 진행 과정을 검증할 수 있는 숙련된 안내자의 정확한 조언은 반드시 필요하다. 그렇기 때문에 수행을 행하는데 있어서 중요한 첫 번째는 오랜 경험을 통해 깊이 도달한 스승이 있어야 하는 것이며, 두 번째는 그 스승이 이론 체계를 확립한 사람이어야 한다는 것이다. 그래야만 명상을 배우는 사람을 단계적으로 안정되게 이끌어 줄 수가 있다.

 이 절에서 들이쉬는 숨과 내쉬는 숨을 자연스럽게 통제하라고 말하고 있는데, 그것은 요가 중에서 **라자요가**의 명상 방법을 의미하는 것이다.

 우리는 하루에 21,600번의 숨을 들이쉬고 내쉰다. 그때 호흡 소리나 호흡 만트라인 **아자파자파**를 자연스럽게 생각하는 방법이다. 이 방법은 실제로 고대의 성현들인 **리쉬**나 **크리쉬나**, 또는 수많은 **요기**들이 행하고 가르쳐 온 것으로, 이 방법이 **붓다**의 손으로 넘어갔을 때에는 **아나파나사티**의 호흡 명상에서 **위빠사나**의 지켜보는 명상으로 전환되었으며, 그것은 다시 중국과 한국, 일본으로 건너오면서 묵조선(默照禪)이나 간화선(看話禪)으로 전환되었다. 또한 중국의 도교(道敎), 우리나라의 도가(道家)나 선가(仙家)에서 호흡을 통하여 주천(周天)과 양신(陽身)을 체험하는 것도 수행 전통과 문화에 따라 달라지기는 했어도 근본적인 가르침의 핵심은 그것과 다르지가 않다. 이 핵심적인 수행법에서 들이쉬는 숨과 내쉬는 숨 사이를 자각할 때 호흡 전의 순수 의식인 바이라바는 발현되지 않고, 그 발현이 시작되는 꼭지점인 **바이라비**를 통제하게 된다. 들이쉬는 숨과 내쉬는 숨의 사이의 공간이 자각되면 시바와 삭티 양쪽의 축복이 거기에 있으며, 그것으로부터 의식 상태는 변환된다.

 다만 이러한 방법들을 인위적으로 실천하게 되면 상기가 되거나 생활의 리듬이 깨어지기 때문에 절대로 그 결과를 억지로 체득하려 해서는 안 되며, 명상을 통한 자연스러운 의식의 자각을 통해 그 바뀌는 상태를 체득해 가는 것이다.

26절- <세 번째 명상>
  _호흡과 호흡 사이에 대한 집중의 완성

न व्रजेन्न विशोच्छक्तिर्मरुद्रूपा विकासिते ।
निर्विकल्पतया मध्ये तया भैरवरूपता ।२६ ।

나 브라젠나 비세착티르마루드루파 비카시테 l
니르비칼파타야 마드예 타야 바이라바루파타 l26 l

바유의 형상이나 호흡 속에 삭티가 고요해지고
특정한 방향으로 재빨리 움직이지 않으면,
거기에서 바이라바의 형상인 니르바칼파를 통하여
중간 상태가 발전한다.

주해

  바람인 바유의 형상이나 호흡 속 내면의 에너지인 삭티가 고요해지면 바이라바는 우주 의식의 상태인 **니르비칼파** 삼매를 통하여 상승된다. 인간의 의식은 니르비칼파 삼매로부터 우주 의식의 발전이 시작되는 것이다.

27절 - <네 번째 명상>
_호흡과 호흡 사이에 대한 집중은 평화로 이끈다

कुम्भिता रेचिता वापि पूरिता या यदा भवेत् ।
तदन्ते शान्तनमासौ शक्त्या शान्तः प्रकाशते ।२७।

쿰비타 레치타 바피 푸리타 야 야다 바베트 ǀ
타단테 산타나마사우 삭트야 산타호 프라카사테 ǀ27ǀ

들이쉬고 내쉬는 사이에 호흡의 멈춤이 진행되면
호흡은 평온함으로 가득 찬 에너지를 경험하게 되며,
평온함이 드러난다.

주해

  호흡을 할 때 들이쉬는 것은 **푸라카**이며, 내쉬는 것은 **레차카**이다. 그리고 그 호흡 사이에 멈추는 숨을 **쿰바카**라고 한다. 쿰바카의 경험으로써 에너지로 가득 찬 그 자신의 중심에 도달되며, 그때 에너지는 극대화되지만 평온함이 드러난다. 그러나 그러한 경험을 하기 위해 인위적으로 호흡을 멈추려고 해서는 결코 안 된다. 그것은 자신에게 맞는 명상을 통하여 호흡이 가라앉고, 신진대사가 떨어지며, 몸과 마음이 안정됨으로써, 자연스럽게 호흡이 멈추는 것 같은 상태에 이르게 되는 것이다. 이러한 상태의 자연스러운 반복이 진행됨에 따라 쿰바카는 인위적으로 실천할 때에도 힘들이지 않고 쉽게 진행될 수 있으며,

그렇게 자연스러운 쿰바카는 사하자 쿰바카라고 해도 좋을 것이다. 호흡은 반드시 정신적으로 깊은 삼매를 통해 체득되어야 하며, 그러할 때 삶 전체는 풍요롭게 변화되는 것이다.

28절 - <다섯 번째 명상>
_ 에너지의 흐름인 쿤달리니에 대한 집중

आमूलाकिरणाभासां सूच्मात् सूच्मतरात्मिकाम् ।
चिन्तयेत्तां द्विषाट्कान्ते शाम्यन्तीं भैरवोदयः ।२८।

아물라키라나바삼 수츠마트 수츠마타라트미캄 |
친타예땀 드비샤트칸테 샴얀팀 바이라보다야흐 |28|

태양 광선 같은 근원으로부터 일어나는 삭티에 집중하라.
점점 섬세하고 섬세해져 궁극에 그녀는
드바다산타에 녹아 들며, 바이라바는 발현한다.

주해

자신에게 맞는 정확한 명상을 실천함으로써 거칠고 딱딱한 표면의 의식 상태가 점점 더 섬세해지고 미세해지면, 어느 순간 의식은 태양 광선처럼 찬란한 빛을 드러낸다. 마음이 고요해지면 맑아지고, 맑아지면 밝아지고, 밝아지면 통한다는 말처럼, 명상을 통해 마음이 순수한 의식을 정립하게 되면 그 기초 위에 모든 높은 의식의 건물이 서게 되는 것이다. 드바다산타의 세계는 머리 위의 천 개의 연꽃이 피어 있는 사하스라라 차크라와 지고의 높은 의식인 브라흐마란드라를 상징하는 것이다. 찬란한 니르바나 차크라의 한계 없는 의식에 도달될 때 바이라바는 드러난다.

29절 - <여섯 번째 명상>
_ 에너지 중심 부위인 차크라를 꿰뚫는다

उद्गच्छन्तीं तडिद्रूपां प्रतिचक्रं क्रमात्क्रमम् ।
ऊर्ध्वं मुष्टित्रयं यावत्तावदन्ते महोदयः ।२९।

우드가찬팀 타디드루팜 프라티차크람 크라마트크라맘ㅣ
우르드밤 무쉬티트라얌 야바따바단테 마호다야흐ㅣ29ㅣ

드바다산타로 가는 하나 하나의 모든 차크라를 통하여
빛처럼 위로 움직이다가,
이윽고 바이라바의 영광스러운 형상은 분명해진다.

주해

 에너지의 중심 부위인 차크라와 의식은 밀접하게 몸과 마음으로 연결되어 있다. 차크라는 산스크리트어로 바퀴 또는 원(圓)의 의미를 지니고 있는데, 의식의 중심으로 척추를 따라 위치한 중추 신경계와 연결된다. 각 중심은 특별한 에너지의 흐름을 통제하며, 에너지의 중심 부위는 일곱 부위로 나뉘어져 통제된다. 이 절은 일곱 개의 차크라 중에서도 사하스라라 차크라에서 일어나는 상태, 즉 머리 위의 천 개의 연꽃이 찬란한 빛을 발하는 의식에 대하여 말하고 있다. 여기에서는 인간의 의식에 대해 설명하는 것이 좋겠다. 인간의 의식 상태에 대해서는 아무리 반복적으로 설명을 하여도 사람들은 계속해서 의문이 남게 되는데, 그것은 자기 자신이 그 의식 수준에 도달되어야만 파악할 수 있기 때문이다.

이 비그야나 바이라바 탄트라는 단순히 이론서가 아닌 생명과 의식이 살아있는 체험적인 수행 경전이다. 그래서 의식과 차크라에 대해 언급하고 있는 것이다.

중요한 것은, "어떻게 내면의 초월 의식으로 도달할 것인가."이며, 그것에 대한 것이 이 경전의 핵심이다. 고전적으로 수행자들에게 알려져 있는 인간의 의식은 일곱 개의 에너지 중심 센터처럼 모두 일곱 가지의 과정을 가지고 있다.

그 첫 번째 의식 상태는 깨어 있는 의식 상태이며, 산스크리트어로는 **자가리타**이다. 두 번째는 꿈꾸는 의식 상태인 **스바프남**이며, 세 번째는 잠자는 의식 상태인 **수쉬프티**이다. 그리고 네 번째부터 일곱 번째까지는 **만두캬 우파니샤드**에서 말하는 **투리야**, 즉 초월 의식 또는 삼매의 상태이다. 네 번째의 의식 상태부터는 잠자거나 꿈을 꾸거나 깨어 있는 상대적인 상태로부터 벗어난 절대적인 상태가 되는데, 이러한 초월 의식의 상태에 따라 주관적인 의식, 객관적인 의식, 대상에 대한 의식은 다르게 경험되어진다. 여기에서 네 번째 의식 상태이자 첫 번째 초월 의식의 상태를 **사비칼파** 삼매라고 한다. 사비칼파 삼매는 명상을 하는 동안 초월 의식이 체험은 되었으나 활동하는 도중에 잊혀지거나 사라지기도 한다. 일반적으로 이 상태를 순수 의식이나 초월 의식이라고 표현한다. 사비칼파 삼매가 계속 체득되고 반복되면 다섯 번째 의식인 **니르비칼파** 삼매가 얻어지는데, 이때 한계 없는 우주 의식이라 불리는 의식 상태가 도래하는 것이다. 이 상태에서는 잠을 자거나 꿈을 꾸거나 깨어 있는 상태에서도 초월 의식인 삼매가 계속해서 유지된다.

니르비칼파 삼매가 더욱 발전되고 진화되면 여섯 번째 의식 상태인 **케발라 니르비칼파** 삼매에 이르게 되며, 우주 의식은 더욱 심화되고 발전된다. 이 상태에는 흔들림이 없는 확고한 상태에서 자신의 인지력이 더욱 발전되고 대상을 보다 더 섬세하게 바라볼 수가 있다.

마지막 일곱 번째는 의식 상태의 정점인 **사하자** 삼매이다. 이 상태에는 주관과 객관이 온전히 하나가 되고, 전체가 하나가 되는 통일 의식이 발현되며, 몸과 마음의 통합적인 상태인 사하스라라 차크라의 무한한 천 개의 연꽃이 열린 상태를 볼 수가 있다. 이러한 의식을 요가 수트라에서는 **다르마메가** 삼매, 즉 법운삼매(法雲三昧)라고 하며, 불교에서는 **니르바나** 또는 **니로다 사마파티**인 인멸진정(滅盡定)이라고 한다.

30절 - <일곱 번째 명상>
_ 쿤달리니는 시바 신이 된다

क्रमद्वादशकं सम्यग्द्वादशाक्षरबोदितम् ।
स्थूलसूक्ष्मपरास्थित्या मुक्त्वा मुक्त्वान्ततः शिवः ।३०।

크라마드바다사캄 삼약드바다삭샤라보디탐 |
스툴라숙쉬마파라스티트야 묵트바 묵트반타타흐 시바흐 |30|

열두 개의 중심은 열두 가지의 문자에 대한 올바른 이해를 통해
계속적으로 꿰뚫어져야 한다.
그렇게 거친 것들로부터 자유롭게 되며, 섬세해지며,
하나하나를 통해 궁극적으로 쿤달리니는 시바가 된다.

주해

 에너지 체계가 의식의 한계 없는 삼매의 빛을 받아 상승될 때, 에너지 체계인 **쿤달리니**는 자연스럽게 의식의 지성과 하나가 되어 에너지의 아름다운 상승이 일어난다. 그러할 때 한계 없는 바이라바 시바의 의식은 에너지와 지성이 동시에 하나가 되는 깊은 상태에 도달 된다.
 열두 개의 중심은 **잔마르가**(생식 세포), **물라**(항문), **칸다**(생식기), **나비**(배꼽), **흐르드**(가슴), **칸타**(목), **탈루**(입천장), **브루마드야**(미간), **라라테**(이마), **브라흐마란드라**(백회), 삭티(몸에 존재하게 하는 순수 에너지), **브야피니**(쿤달리니 여행이 끝날 때 나타나는 에너지)이다.

31절 - <여덟 번째 명상>
_ 마음은 생각을 넘어선다

तयापूर्याशु मूर्धान्तं भङ्क्त्वा भ्रूक्षेपसेतुना ।
निर्विकल्पं मनः कृत्वा सर्वोर्ध्वे सर्वगोद्गमः ।३१।

타야푸르야수 무르단탐 방크트바 브루크셰파세투나ㅣ
니르비칼팜 나마흐 크리트바 사르보르드베 사르바고드가마흐ㅣ31ㅣ

그런 다음, 무르다(이마)의 끝이 채워지고 미간 사이가 교차되면
마음은 모든 양분된 생각의 형식과 편재함을 넘어서 일어난다.

주해

 이러한 의식 상태의 상승된 결과물들은 아그야 차크라인 미간을 넘어서 이마 중심인 제3의 눈과 **구루** 차크라에 연결되고, 자연스럽게 상승되어 생각과 형식의 모든 것이 찬란하게 정화된다. 수많은 책들이 일곱 개의 차크라와 에너지 체계의 도표나 여러 만트라에 대한 이야기를 했지만, 그 결과는 초심자들에게나 수행을 실천하는 사람들에게 혼란을 일으키기만 하는 경우가 많았다.
 이러한 정보의 혼란을 막기 위해서는 반복되는 정확한 교육과 개인적인 명상 지도를 통하는 것이 바람직하다.
 좋은 선생은 학생이 어떤 상태인지를 알고 단계적으로 세밀하게 가르쳐 줄 수 있어야 하는 것이다.

32절 - <아홉 번째 명상>
_ 다섯 개의 공간인 순야 판차카에 대한 집중

शिखिपक्षैश्चित्ररूपैर्मण्डलैः शून्यपञ्चकम् ।
ध्यायतोऽनुत्तरे शून्ये प्रवेशो हृदये भवेत् ।३२।

시키팍샤이스치트라루파이르만달라이흐 순야판차캄 ǀ
드야야토아누따레 순예 프라베소 흐리다예 바베트 ǀ32ǀ

생생한 다른 색깔로 둥글게 펴진 공작의 깃털과 같은
다섯 개의 공간에 명상해야 한다.
그것을 끝까지 따라가면서 공간의 성질이 되고, 가슴으로 들어간다.

주해

순야 판차카는 의식의 다섯 개의 공간 즉, 색깔이 있는 다섯 개의 의식의 층을 말한다. 그것은 육체의 층(아나마야 코샤), 호흡의 층(프라나마야 코샤), 마음의 층(마노마야 코샤), 지성의 층(비그야나마야 코샤), 희열의 층(아난다마야 코샤)이다. 명상을 통하여 의식이 전환되고 상승되면 텅 빈 공간인 순수 의식에 도달한다.

33절 - <열 번째 명상>
_ 마음의 자각

ईदृशेन क्रमेणौव यत्र कुत्रापि चिन्तना ।
शून्ये कुड्ये परे पात्रे स्वयं लीना वरप्रदा ।३३।

이드리세나 크라메나우바 야트라 쿠트라피 친타나 |
순예 쿠드예 파레 파트레 스바얌 리나 바라프라다 |33|

그리하여 의식의 자각이 일어나면
텅 빈 공간이나, 또 다른 장벽이나, 지혜로운 존재는
점차로 자아에 흡수되는 은총을 받는다.

주해

이 절의 상태에서 의식의 자각이 일어나면, 모든 지혜로운 존재는 그 텅 빈 공간이나 다른 장애를 넘어 참 나에 의해 축복을 받게 된다. **파트레**는 '정확한' 이라는 뜻을 지녔으며, **파레 파트레**는 '지혜로운 존재'를 말하는 것이다.

34절 - <11번째 명상>
_ 머리 상층부의 집중

कपालान्तर्मनो न्यस्य तिष्ठन्मीलितलोचनः।
क्रमेण मनसो दाढर्यात् लक्षयेल्लक्ष्यमुत्तमम्।३४।

카팔란타르마노 느야스야 티쉬탄밀리탈로차나흐।
크라메나 마나소 다르드야트 락샤옐락쉬야무따맘।34।

**눈을 감고 머리의 꼭대기에 집중을 함으로써
점차적으로 마음이 안정되면 분별하려는 목적으로 향하게 된다.**

주해

  눈을 감고 머리 꼭대기인 머리의 상층부에 집중을 하게 되면 마음이 안정이 된다고 하였다. 그러나 단순히 머리 꼭대기 부분에 집중을 한다고 하여 마음이 안정되는 것은 아니다. 그것은 명상을 통하여 이미 안정된 상태에서 집중이 이루어져야 하는 것이다. 그렇게 더욱 더 안정된 상태가 이어지면 분별의 능력이 커진다. 시바와 삭티의 결합으로 이루어지는 내면의 안정은 지혜를 가져다 준다.

35절- <12번째 명상>
_에너지의 중심 흐름인 수슘나에 집중

मध्यनाडी मध्यसंस्था बिससूत्राभरूपया ।
ध्यातान्तर्व्योंमया देव्या तया देवाः प्रकाशते ।३५।

마드야나디 마드야삼스타 비사수트라바루파야।
드야탄타르브요마야 데브야 타야 데바흐 프라카사테।35।

몸의 척추에 있는 연꽃 줄기의 조직처럼 가느다란
중앙 나디(수슘나)의 안쪽 공간에 명상하라.
그러면 데비의 영광에 의해 신성한 형상이 드러나게 된다.

주해

　나디는 생명의 에너지인 프라나가 흐르는 통로이며, 에너지의 중심 부위인 차크라와 연결되어 있다. 또한 **수슘나**는 나디의 중심선으로서 명상 수행에 아주 중요한 역할을 한다. 신경선과 정맥과 동맥처럼 나디들은 수십 만개의 미세한 통로 중 가장 중심된 세 가지 흐름을 가지고 있으며, 여기에서 수슘나는 생명 에너지가 흐르는 중심선을 이루어 척추를 따라 흐르는 에너지의 통로가 된다. 수슘나는 가장 아래의 **물라다라** 차크라에서 시작되어 머리 꼭대기에 위치한 **사하스라라** 차크라의 천 개의 연꽃이 수 천개의 나디들의 망과 연결된다.
　이다는 왼쪽의 흐름이자 여성적 에너지의 흐름이며, **핑갈라**는 오른쪽 에너지의 흐름이자 남성적인 에너지의 흐름이다. 이렇게 인도 고대의 탄트라 경전에는 몸의 척추를 따라 에너지 관인 나디가 흐르고 있으며, 그 관의 안쪽 공간에 마치 천연 가스나 석유 에너지가 분출되는 것처럼 에너지가 흐른다고 한다. 반복해서 말하지만 이러한 에너지의 관을 느끼는 것은 **요가 수트라**에서도 말했듯이 마음이 안정된 깊은 상태의 **삼야마**, 즉 내면으로의 명상을 실천한 후에 진행하여야 한다. 그렇게 되었을 때 마치 천연 가스가 분출하듯이 데비의 영광에 의해 순수 의식의 아름다운 드러남을 체득할 수 있는 것이다.

36절 - <13번째 명상>
_ 눈과 귀를 막고 내면을 응시하는 산무키 무드라

कररुद्धदृगस्त्रेण भ्रूभेदाद्द्वाररोधनात् ।
दृष्टे बिन्दौ क्रमाल्लीने तन्मध्ये परमा स्थितिः ।३६।

카라루따드리가스트레나 브루베다뜨바라로다나트ㅣ
드리쉬테 쉰다우 크라말리네 탄마드예 파라마 스티티흐ㅣ36ㅣ

모든 방향의 입구를 차단하기 위해 양손을 사용함으로써
눈썹 중앙이 꿰뚫어지고 빈두가 보인다.
점차로 그것에 몰입되면서 최고의 상태를 실현한다.

주해

　카라루따드리가스트레나는, "한정된 것을 말하며 몸의 움직임을 통제하여 감각 기관을 통제한다."라는 뜻을 가지고 있다. 이것은 **하타요가**에서 많이 쓰는 방법인데, 산무키 무드라라고 하여 눈과 귀와 코를 막고 눈썹 중앙을 꿰뚫어 보면 빈두가 나타난다는 것이다. 이때 빈두는 머리 뒤쪽에서부터 드러난다. 그러나 사실상 하타요가와 라자요가와 **탄트라요가**의 각각의 영역이라는 것은 존재하지 않는다. 다만 전혀 수행을 하지 않은 사람이 이 절에서 집중하라고 말한 것처럼 바로 강하게 집중한다면 문제가 생길 수가 있기 때문에, 요가 수트라에서 언급한 삼야마 중에서 집중인 **다라나**와 그 집중이 이어지는 **드야나**가 진행된 상태, 즉 명상이 어느 정도 자리 잡은 다음에 그것을 수행하는 것이 좋다. 그러할 때 집중의 극치인 삼매가 나타나며, 집중과 명상과 삼매가 동시에 이어지는 삼야마의 상태에서 빈두에 몰입할 때, 이 경전에서 말하듯이 최고의 상태를 실현할 수 있는 것이다.

37절 - <14번째 명상>
_ 가슴 동굴 안에서의 소멸

धामान्तः क्षोभसंभूतसूक्ष्माग्नितिलकाकृतिम् ।
बिन्दुं शिखान्ते हृदये लयान्ते ध्यायतो लयः ।३७।

다만타흐 크쇼바삼부타숙쉬마그니틸라카크리팀ㅣ
빈둠 시칸테 흐리다에 라얀테 드야야토 라야흐ㅣ37ㅣ

섬세한 눈 둘레에 명상을 함으로써 틸라크의 형상 속에 또는
시카 끝의 빈두 위에 진동하고 흔들리는 상태가 나타나며,
가슴의 동굴 속의 흡수와 용해에 의해 이어진다.

주해

　섬세한 눈 둘레에 대한 명상을 함으로써 일어나는 결과를 말하고 있다. **틸라크**라고 하는 것은 백단향 반죽과 쌀과 재 등을 섞어 이마 부위에 바르는 것이며, **시카**는 머리를 면도하고 뒤쪽만 남기는 것을 말한다. 이마 부위인 틸라크와 머리 뒤쪽의 빈두 위에 진동이 일어나며 그것은 가슴의 동굴 속에 흡수되어 용해된다.

38절- <15번째 명상>
_소리와 같은 브라흐만의 형상인 사브다브라흐만에 대한 집중

अनाहते पात्रकर्णेऽभग्नशब्दे सरिद्द्रुते ।
शब्दब्रह्मणि निष्णातः परं ब्रह्माधिगच्छति ।३८।

아나하테 파트라카르네아바그나사브데 사리뜨루테 |
사브다브라흐마니 니쉬나타흐 파람 브라흐마디가차티 |38|

아나하타의 소리에 숙련된 이는 힘차게 흐르는 강물처럼
모든 장애가 사라져, 사브다 브라흐만의 지혜를 통달함으로써
브라흐만의 지고의 상태에 도달한다.

주해

아나하타는 가슴 부위를 말하며, 다른 말로는 **드바다사라** 또는 **흐리다야**라고 한다. 아나하타의 소리는 '울림 없는 소리' 또는 '천상의 소리'를 말하는 것인데, 이 가슴 차크라의 소리를 듣는 사람은 내면의 모든 장애물들을 정화한다고 한다. 남인도의 유명한 성자 **라마나 마하리쉬**는 지혜를 꿰뚫는 방법으로 수행하는 **그야니**였지만, 그는 가슴에 자신의 참 나가 존재한다고 하였다. 이 아나하타의 소리를 통하여 **사브다 브라흐만**은 지고의 지혜인 **브라흐만**의 상태에 도달된다고 한다.

39절 - <16번째 명상>
_ 절대의 소리인 프라나바에 대한 집중

प्रणवादिसमुच्चारात्प्लुतान्ते शून्यभावनात् ।
शून्यया परया शक्त्या शून्यतामेति भैरवि ।३९।

프라나바디사무짜라트플루탄테 순야바바나트 l
순야야 파라야 삭트야 순야타메티 바이라비 l39l

오 바이라비여, 완전하게 프라나바를 암송하는 이는
오랜 시간 동안 텅 빈 상태(空)에 집중한다.
텅 빈 상태를 경험하게 되면, 텅 빈 상태에 의해
초월적인 삭티가 드러난다.

주해

프라나바라는 것은 절대의 소리인 옴을 말한다. 하지만 그것을 단순히 옴이나 아, 우, 음이라고 말하기는 추상적이기 때문에 숙련된 스승에게 이 방법을 배우는 것이 좋다. 프라나바를 실천하게 되면 초월 의식인 투리야 또는 순야를 경험하게 되는데, 그러할 때 한계 없는 의식으로부터 삭티는 꽃피워진다.

40절 - <17번째 명상>
_ 옴 만트라의 집중

यस्य कस्यापि वर्णस्य पूर्वान्तावनुभावयेत् ।
शून्यया शून्यभूतोऽसौ शून्याकरः पुमान्भवेत् ।४०।

야스야 카스야피 바르나스야 푸르반타바누바바에트ㅣ
순야야 순야부토아사우 순야카라흐 푸만바베트ㅣ40ㅣ

텅 빈 형상 속에서 근원적인 음의 처음부터 끝에 집중하는 이는
텅 빈 상태에 명상함으로써 실로 텅 빈 상태가 된다.

주해

 이 절 "텅 빈 형상 속에서 근원적인 음의 처음부터 끝에 집중하는"에서 '텅 빈 형상'은 명상을 통하여 마음이 순수 의식을 체득한 상태를 말한다. '근원적인 음의 처음부터 끝에 집중하는' 이란 내면으로 이미 순수 의식이 깊이 몰입되어 삼매를 체득하는 상태이다. 이 상태가 아주 길게 유지될 때, 텅 빈 상태에서 명상하는 니르비칼파 삼매인 우주 의식을 말할 수 있게 된다. 그것은 생각의 흐름이 이미 끝나고 깊은 자각인 삼매가 유지되기 때문이다. 이때 수행자인 **사다카**는 텅 빈 상태가 되는 것이다.

41절 - <18번째 명상>
_ 내면의 소리인 나다에 집중

तन्त्र्यादिवाद्यशब्देषु दीर्घेषु क्रमसंस्थितेः।
अनन्यचेताः प्रत्यते परव्योमवपुर्भवेत्।४१।

탄트르야디바드야샤브데슈 디르게슈 크라마삼스티테흐।
아난야체타흐 프라트야테 파라브요마바푸르바베트।41।

집중된 자각의 상태가 이어지면 부는 현악기나
두드리는 타악기의 소리와는 다른 내면의 소리가 확립되며,
몸은 지고의 공간이 된다.

주해

 이러한 집중의 자각을 나다라고 한다. **나드**는 라자요가 수행법의 하나로서 내면의 다양한 소리를 듣는 것이다. 이 절에서, "내면의 소리가 확립되면 몸은 지고의 공간이 된다."라고 말하는 것은 순수 의식, 초월 의식, 텅 빈 순야의 상태, 또는 삼매의 상태를 말하는 것이다.

42절 - <19번째 명상>
_ 씨앗 만트라에 집중

पिण्डमन्त्रस्य सर्वस्य स्थूलवर्णक्रमेण तु ।
अर्धेन्दुबिन्दुनादान्तःशुन्योच्चाराद्भवेच्छिवः ।४२।

핀다만트라스야 사르바스야 스툴라바르나크라메나 투 |
아르덴두빈두나단타흐순요짜라드바베치바흐 | 42 |

비자(씨앗) 만트라의 모든 소리를 계속적으로 반복하면
'음'을 포함하여 빈 공간의 각각의 소리 내부에서
존재는 실로 시바가 되리라.

주해

만트라는 여러 종류가 있다. 크게는 뜻을 가진 **사구나 만트라**와 뜻이 없는 **니르구나 만트라**로 나눌 수 있으며, 다섯 가지로 분류하자면, 첫 번째는 **리키타**라고 하여 쓰면서 실천하는 만트라가 있으며, 두 번째는 **바이카리**라고 하여 말하면서 실천하는 만트라가 있고, 세 번째는 **우팜수**라고 하여 속삭이며 실천하는 만트라가 있으며, 네 번째는 **아자파**라고 하여 내면적으로 만트라를 연속적으로 반복하는 것이 있으며, 다섯 번째는 **마나사**라고 하여 마음속으로 만트라를 생각하는 것이 있다.

이 절에서 말하는 **비자 만트라**는 씨앗 만트라라고 하여 뜻이 없는 순수한 소리를 말하는 것이다. 비자 만트라를 연속적으로 자연스럽게 반복함으로써 옴의 아, 우, 음에서 의식이 가장 멈추어진 '음'의 상태이자 텅 빈 공간에서 존재하는 시바의 절대적인 순수한 의식은 실현된다.

43절 - <20번째 명상>
_ 방향에 대한 집중

निजदेहे सर्वदिक्कं युगपद्भावयेद्धियत् ।
निर्विकल्पमनास्तस्य वियत्सर्वं प्रवर्तते ।४३।

니자데헤 사르바디깜 유가파드바바예드비야트 |
니르비칼파마나스타스야 비야트사르밤 프라바르타테 |43|

모든 방향이 공간이나 텅 빈 상태에서 처럼
몸 속에서 동시적으로 집중이 되어야 한다.
마음이 모든 생각으로부터 벗어나면 완전히 용해된다.

주해

　초월 의식은 어떠한 시간이나 공간으로부터 벗어나 있다. 물리학에서 진공이 모든 상대적인 상태를 흡수하고 내뿜는 근원인 것처럼, 우리의 마음도 상대적인 생각을 벗어나 순수한 생각의 근원으로 용해되는 것이다.

44절 - <21번째 명상>
_중추 에너지 수슘나와 뿌리 에너지 다하라카사에 대한 집중

पृष्ठशून्यं मूलशून्यं यूगपद्भावयेच्च यः।
शरीरनिरपेक्षिण्या शक्त्या शून्यमना भवेत्।४४।

프리쉬타순얌 물라순얌 유가파드바바예짜 야흐।
사리라니라페크쉰야 삭트야 순야마나 바베트।44।

등쪽의 빈 공간과 뿌리의 빈 공간에서
동시적으로 집중하는 사람은 몸의 독립된 에너지에 의해
마음이 텅 빈 상태가 된다.

주해

　중추 에너지인 수슘나와 뿌리 에너지 다하라카사는 에너지 중심인 차크라를 담당한다. 순수 의식이 진행되어 그것이 유지되면 우리는 어떤 것에든지 응용을 할 수가 있다. 자금의 여력이 충분하면 마음껏 투자할 수 있듯이 마찬가지로 사비칼파 삼매, 즉 순수 의식이나 초월 의식이 안정되면 몸의 모든 부분은 투자처가 된다. 왜냐하면 그때부터는 마음이 몸을 충분히 통제할 수 있게 되기 때문이다. 이때 등 쪽의 빈 공간과 뿌리의 빈 공간인 에너지의 중심 차크라에 집중한다면 마음은 텅 빈 초월 의식이 가중될 것이다.

45절 - <22번째 명상>

_ 중추 에너지 수슘나, 뿌리 에너지 다하라카사, 가슴 에너지 프리다야카사하에 대한 집중

पृष्ठशून्यं मूलशून्यं हृच्छून्यं भावयेत्स्थिरम् ।
युगपन्निर्विकल्पत्वान्निर्विकल्पोदयस्ततः ।४५।

프리쉬타순얌 물라순얌 흐리춘얌 바바예트스티람 |
유가판니르비칼파트반니르비칼포다야스타타흐 |45|

등쪽의 빈 공간과 그 뿌리의 빈 공간, 가슴의 빈 공간이 동시적으로 확고히 집중됨에 따라 생각의 구성됨으로부터 벗어나게 되는 니르비칼파의 상태가 일어난다.

주해

중추 에너지인 수슘나와 뿌리 에너지인 다하라카사와 가슴의 에너지인 **프리다야카사하**의 에너지 집중 공간이 동시에 더욱 더 확산된다면 뿌리의 빈 공간 **물라다라** 차크라와 등쪽의 빈 공간 **마니푸라** 차크라, 가슴의 빈 공간 **아나하타** 차크라가 동시적으로 집중되고 안정됨으로 인해 우주 의식인 니르비칼파 삼매가 드러난다.

46절- <23번째 명상>
_내면의 공간 안타라카사에 대한 집중

तनूदेशे शून्यतैव क्षणमात्रं विभावयेत् ।
निर्विकल्पं निर्विकल्पो निर्विकल्पस्वरूपभाक् ।४६।

타누데세 순야타이바 크샤나마트람 비바바예트 |
니르비칼팜 니르비칼포 니르비칼파스바루파바크 |46|

잠시라도 텅 빈 공간으로서 몸에 집중하게 되면
생각으로부터 벗어난 마음으로 니르비칼파의 상태에 도달하며,
실로 텅 빈 상태의 형상이 된다.

주해

몸의 어떠한 텅 빈 공간의 상태에 집중하게 되면, 생각으로부터 벗어난 우주 의식인 니르비칼파에 도달한다. 그야말로 순수 의식이 모든 삶 속의 잠자고, 꿈꾸고, 깨어 있는 상태 안에서 유지되는 것이다. 이것은 수행자의 위대한 결과물이며 축복이다.

47절 - <24번째 명상>
_내면의 공간 안타라카사에 대한 집중

सर्वं देहगतं द्रव्यं वियद्व्याप्तं मृगेक्षणे ।
विभावयेत्ततस्तस्य भावना सा स्थिरा भवेत् ।४७।

사르밤 데하가탐 드라뱌얌 비야드브야프탐 므리겍샤네
비바바예따타스타스야 바바나 사 스티라 바베트|47|

오 가젤의 눈을 가진 이여,
공간에 의해 스며드는 몸의 모든 요소들에 집중하라.
그러면 생각이 확립되리라.

주해

영양(羚羊)이라고도 하는 가젤은, 아주 먼 곳을 바라보면서 달릴 수 있는 동물이다. 텅 빈 공간에 스며드는 몸의 모든 요소가 자연스럽게 집중될 때, 생각은 하나로 확립된다.

48절 - <25번째 명상>
_ 내면의 공간 안타라카사에 대한 집중

देहान्तरे त्वग्विभागं भित्तिभूतं विचिन्तयेत् ।
न किञ्चिदन्तरे तस्य ध्यायन्नध्येयभाग्भवेत् ।४८।

데한타레 트바그비바감 비띠부탐 비친타예트 |
나 킨치단타레 타스야 드야얀나드예야바그바베트 |48|

단순히 벽으로써 또는 그 안에 아무것도 없는 칸막이로써
몸의 피부에 집중하는 이는
명상에 의해 명상할 대상이 없는 텅 빈 상태가 될 것이다.

주해

  명상을 통해 순수 의식에 몰입되면 주관적인 상태는 텅 빈 상태가 된다. 그런 후에는 무엇에라도 그것을 적용할 수 있게 되는데, 그것은 이미 자신을 통제할 수 있기 때문이다. 이렇게 하여 우주 의식에 이르러서는 그것에 대한 모든 것이 응용된다.
  카비르의 시에서는
  "손가락이 아니어도 하프는 켜지며
  귀가 아니어도 그것을 들으니,
  그는 언제나 들을 수 있는 이이기에"라고 노래하였다.
  순수 의식이 모든 활동에 다 적용되는 우주 의식의 깨달음을 표현한

것이다.

장자(壯子)의 지북유편(知北遊扁)에서 말하기를,

"도가 어디에 있습니까?"라고 질문 하였을 때,

"자네도 도가 어디에 있다고 결정을 지으려 해서는 안 되는 것일세. 사물을 초월해 있는 것으로 생각해서도 안되네.

도는 어디에나 있는 것이며, 참다운 가르침도 그러한 것일세

(汝唯莫必 無乎逃物 至道若是 大言亦然 周遍咸三者 異名同實 其指一也)."라고 하였다.

모든 경전들은 모든 곳에서 수많은 모습으로 순수 의식이 체득되는 니르비칼파(우주 의식의 삼매)를 표현해 왔다.

49절 - <26번째 명상>
_ 가슴 공간 안의 만트라에 집중

हृद्याकाशे निलीनाक्षः पद्मसम्पुटमध्यगः।
अनन्यचेताः सुभगे परं सौभाग्यमाप्नुयात्।४९।

흐리드야카세 닐리낙샤흐 파드마삼푸타마드야가흐 |
아난야체타흐 수바게 파람 사우바그야마프누야트 | 49 |

오 미덕의 화신이여,
눈을 감고 가슴 공간 연꽃의 중앙에 있는 만트라에 집중하여 명상하는 이는
지고의 영적인 지혜를 성취한다.

주해

 일반적으로 많은 요가 수행자들은 이 절에 대해 명상을 하면서 가슴 중심인 아나하타 차크라에 집중하여 거기에 있는 만트라를 생각하라고 가르친다. 그러할 때 **파람 사우바그얌**인 영적인 지혜 또는 영적인 행운을 성취한다고 한다. 그러나 이 절에서 말한 방법은 기초적이며, 부분적이기 때문에 우선은 전체적인 명상법을 먼저 실천한 다음 실천하여야만 효과적이다. 그렇지 않으면 오랫동안 꾸준하게 이 방법을 가지고 수행하기가 쉽지 않다.

50절 - <27번째 명상>
_ 드바다산타의 집중

सर्वतः स्वशरीरस्य द्वादशान्ते मनोलयात् ।
दृढबुद्धेर्दृढीभूतं तत्त्वलक्ष्यं प्रवर्तते ।५०।

사르바타흐 스바사리라스야 드바다산테 마놀라야트ㅣ
드리다부떼르드리디부탐 타뜨발락샴 프라바르타테ㅣ50ㅣ

마음이 확고한 인식과 확고한 실천에 의해 드바다산타에 녹아 들면 진정한 본성은 몸의 어디에서나 발현된다.

주해

꾸준하고 확고한 반복적인 명상의 수행은 몸과 마음을 정화시켜 주고, 모든 몸의 기능을 거친 상태로부터 부드럽게 한다. 바이라바의 위대한 가르침은 직접적이지만 서둘지 않는다. 이렇게 꾸준히 수행할 때 몸의 모든 부분에 순수 의식이 스며들고 녹아 든다.

51절 - <28번째 명상>
_ 드바다산타에 대한 집중의 결과

यथा तथा यत्र तत्र द्वादशान्ते मनः क्षिपेत् ।
प्रतिक्षणं क्षीणवृत्तेर्वैलक्षण्यं दिनैर्भवेत् ।५१।

야타 타타 야트라 타트라 드바다산테 마나흐 크쉬페트 |
프라틱샤남 크쉬나브리떼르바일락샨얌 디나이르바베트 |51|

언제 어디에서라도 계속적으로 드바다산타에 마음을 강력하게 가져가고,
매일매일 동요가 사라지게 되면 일반적이지 않은 특별한 상태가 된다.

주해

스승은 언제나 제자가 어떠한 상황에 있는지를 예리하게 관찰한다. 인위적이거나 억지로 하는 것이 아닌 쉼 없이 꾸준히 실천되는 명상의 진행 과정을 지켜보면서, 그러한 상태가 얼마나 무르익었는지를 바라보는 것이다. 드바다산타, 즉 사하스라라 차크라에 완전히 정착할 때까지는 스승의 철저한 보호 속에서 모든 과정들이 진행되어야 하기 때문이다. 그러할 때 이 절에서 말하는 일반적이지 않은 상태, 다시 말하면 편안하고 흔들림 없는 상태가 유지되는 것이다.

52절 - <29번째 명상>
_ 시간의 순간 칼라그니에 집중

कालाग्निना कालपदादुत्थितेन स्वकं पुरम् ।
प्लुष्टं विचिन्तयेदन्ते शान्ताभासस्तदा भवेत् ।५२।

칼라그니나 칼라파다두띠테나 스바캄 푸람|
플루쉬탐 비친타예단테 산타바사스타다 바베트|52|

자신의 몸을 시간의 순간으로부터 일어나는 칼라그니로 불태우라. 그러면 마침내 평온함을 얻으리라.

주해

 칼라그니, 즉 칼라는 시간이요 아그니는 불이다. 브리하드아란야카 우파니샤드에서는 칼라그니에 대해 죽음과 불의 신인 시바이자 루드라라고 말한다. 어떤 해석자는 수행자들이 의식의 힘으로 몸을 불사른다고 신비적으로 말하기도 하지만, 이것은 내면 의식의 힘이 바로 모든 생각을 고요하게 만들어 깊은 초월 의식이나 삼매에 몰입된다는 것이다.

53절 - <30번째 명상>
_ 시간의 순간 칼라그니에 대한 집중의 결과

एवमेव जगत्सर्वं दग्धं ध्यात्वा विकल्पतः।
अनन्यचेतसः पुंसः पुंभावः परमो भवत्।५३।

에바메바 자가트사르밤 다그담 드야트바 비칼파타흐l
아난야체타사흐 품사흐 품바바흐 파라모 바바트l53l

그렇게, (칼라그니에) 불타 버린 전 우주 존재의 흔들림 없이
하나에 집중된 마음에 명상한 이는 인간의 지고의 상태를 얻으리라.

주해

바가바드 기타 11장 7절에서 크리쉬나가 아르주나에게, "이제 하나에 집중된 여기, 움직이며 움직이지 않는 우주 전체와 나의 몸으로 그대가 보기 원하는 모든 것들을 보라."라고 말하였듯이 모든 상대적인 상태가 절대적인 상태로 몰입될 때 모든 상대적인 상태는 절대적인 상태로 빠져들어 간다.

54절 - <31번째 명상>
_ 섬세한 요소 타뜨바에 대한 집중

स्वदेहे जगतो वापि सूक्ष्मसूक्ष्मतराणि च ।
तत्त्वानि यानि निलयं ध्यात्वान्ते व्यज्यते परा ।५४।

스바데헤 자가토 바피 숙쉬마숙쉬마타라니 차ㅣ
타뜨바니 야니 닐라얌 드야트반테 브야죠테 파라ㅣ54ㅣ

타뜨바스와 탄마트라스가 섬세한 것으로부터 가장 섬세한 것에 이르기까지
존재를 이끄는 것과 같이,
존재들이 소유한 몸과 전체적인 우주에 포함된 그러한 요소들에 명상하라.
지고의 여신, 파라데비는 명상의 끝에 있다.

주해

바이라바는 상대적인 가르침인 **삼크야** 수행 철학 체계를 가르쳐 준다. 그것은 절대 존재인 푸루샤로부터 상대적인 자연 프라크리티의 가장 거친 상태에 이르는 모든 것을 말한다. 절대 존재 푸루샤로부터 우주적인 지성인 **마하트**와 **부띠**가 일어났고, 그것으로부터 '나'라는 존재인 **아함카라**가 일어났으며, 그것으로부터 마음인 마나스가 일어났고, 그것으로부터 감각 기관인 **인드리야스**가 일어났으며, 그것으로부

터 섬세한 다섯 가지 감각인 탄마트라스(소리, 색깔, 맛, 냄새, 접촉)와 다섯 가지 요소인 **타뜨바스**(지, 수, 화, 풍, 아카샤)가 일어났다.

55절 - <32번째 명상>
_ 감각에 집중

पीनां च दुर्बलां शक्तिं ध्यात्वा द्वादशगोचरे ।
प्रविश्य हृदये ध्यायन्मुक्तः स्वातन्त्र्यमाप्नुयात् ।५५।

피남 차 두르발람 삭팀 드야트바 드바다사고차레 |
프라비샤 흐리다예 드야얀묵타흐 스바탄트르야마프누야트 |55|

열두 개의 인드리야스 속에 거대하고 약한 삭티에 명상하는 이는
가슴의 공간에 들어가며, 묵티에 도달하여 명상하며,
자유롭게 되리라.

주해

　이것은 거친 호흡의 들이쉬고 내쉬는 호흡 소리인 **피남**으로부터 천천히 자연스럽게 내면으로 가라앉히는 **두르발람**의 상태가 됨으로써, 가슴의 공간인 내면 의식에 도달하여 잠자는 의식과 꿈꾸는 의식을 넘어 자유로운 상태에 도달하게 되는 것이다.

　열두 개의 감각 기관인 인드리야스란 다섯 개의 감각 기관의 다양한 적용을 말한다. 바이라비 또는 파르바티인 삭티에 명상하는 이가 내면의 가슴 공간에 들어간다는 것은 명상을 통하여 내면의 고요하고 순수한 의식에 들어간다는 것이며, 그러할 때 자유로운 의식을 체득한다는 뜻이다.

56절 - <33번째 명상>
_우주의 소멸에 대한 집중

भुवनाध्वादिरूपेण चिन्तयेत्क्रमशोऽखिलम् ।
स्थूलसूक्ष्मपरस्थित्या यावदन्ते मनोलयः ।५६।

부바나드바디루페나 친타예트크라마소아킬람 |
스툴라숙쉬마파라스티트야 야바단테 마놀라야흐 |56|

우주의 전체적인 형상과 그것이 시간과 공간을 통해 발전하는
원인에 대해 명상함으로써 거친 것들은 섬세한 것 속으로,
섬세한 것들은 존재를 넘어선 상태 속에 녹아 든다.
마음이 완전히 용해될 때까지.

주해

　우주적인 형상과 시공간에 대한 명상은 인간의 몸과 의식의 관계를 설명한다. 몸과 의식의 관계는 다섯 가지로 나눌 수 있는데, 첫 번째로 의식의 가장 낮은 상태인 **수틀라 사리**라는 가장 거친 몸의 층인 아나마야 코샤와 연결되어 있다. 두 번째 낮은 의식 상태인 **링가 사리**라는 몸의 기와 호흡과 프라나, 즉 에너지 층인 프라나마야 코샤와 연결되며, 세 번째 정신과 육체의 중간 상태인 **숙쉬마 사리**라는 몸의 신경 계통들과 연결되어있는 섬세한 마음의 층인 마노마야 코샤와 연결된다. 네 번째 **카라나 사리**라는 정신적이나 영적으로 더욱 미세한 세 가지의

층으로 이지의 층인 **비그야나마야 코샤**와 연결되어 있으며, 마지막 다섯 번째 **아난다 사리**라는 희열의 층과 연결된 아난다마야 코샤와 연결되어 있다. 아난다마야 코샤의 몸의 층에서는 육체와 정신이 존재의 거대한 대양의 바다에 녹아 든다.

57절 - <34번째 명상>
_ 우주적 요소인 시바 타뜨바 존재에 대한 집중

अस्य सर्वस्य विश्वस्य पर्यन्तेषु समन्ततः ।
अध्वप्रक्रियया तत्त्वं शैवं ध्यात्वा महोदयः ।५७ ।

아스야 사르바스야 비스바스야 파르얀테슈 사만타타흐ㅣ
아드바프라크리야야 타뜨밤 사이밤 드야트바 마호다야흐ㅣ57ㅣ

이러한 방법으로 시바 타뜨바에 이르기까지
우주의 모든 면에 대해 명상해야 한다.
그렇게 됨으로써 지고의 실재함에 대한 경험이 일어난다.

주해

 명상에서 가장 중요한 요건은 마음의 고요함과 안정성을 유지하는 것이며, 마음의 고요함과 안정성의 기반은 순수한 의식에서 비롯되는 것이다. 그러한 순수한 의식의 상태에서 전우주의 모든 면들을 명상함으로써 **시바 타뜨바**, 즉 시바의 본질에 이르게 된다. 이것은 **바가바트 푸라나** 경전에서 성자 **다타트레야**에게 그의 24 **구루**(스승)에게 명상하라고 한 것과 같다. 24 구루는 땅, 공기, 하늘 또는 천공(天空), 물, 불, 태양, 달, 비단뱀, 비둘기, 바다, 나방, 벌, 코끼리, 곰, 사슴, 물고기, 매, 어린아이, 처녀, 창부(娼婦), 대장장이, 뱀, 거미, 말벌을 말한다. 그 모든 것을 세밀하게 명상함으로써 어느 순간에 지고의 실재함은 드러난다. 나도 절대이며, 너도 절대이며, 모든 것이 절대인 상태가 드러나는 것이다. 스승은 이것을 제자에게 적절하게 자각시켜 주며, 그 스스로 자각하고 발견하고 체득하게 한다.

58절 - <35번째 명상>
_ 텅 빈 공간인 비스바에 대한 집중

विश्वमेतन्महादेवि शून्यभूतं विचिन्तयेत् ।
तत्रैव च मनो लीनं ततस्तल्लयभाजनम् ।५८।

비스바메탄마하데비 순야부탐 비친타예트ㅣ
타트라이바 차 마노 리남 타타스탈라야바자남ㅣ58ㅣ

오 위대한 여신이여,
존재는 오직 텅 빈 상태로서 이 우주에
집중해야 한다. 또한 이와 같이 마음이 녹아 들면서
존재는 라야의 상태 또는 완전한 용해를 경험한다.

주해

비스바 즉, 존재의 텅 빈 상태로서 우주에 집중한다는 것은 니르비칼파 삼매의 우주 의식이 되어야만 가능하다. 그러할 때 마음은 모든 상대적인 상태가 자각되며, 더 나아가 존재의 완전한 용해가 일어나는 자타 일체의 **라야**(에너지)의 상태에 녹아 들어간다. 이것이 신의식인 니르비칼파 삼매를 체득하는 것이다.

59절 - <36번째 명상>
_ 텅 빈 항아리에 대한 집중

घटादिभाजने दृष्टिं भित्तीस्त्यक्त्वा विनिक्षिपेत् ।
तल्लयं तत्क्षणाद्गत्वा तल्लयात्तन्मयो भवेत् ।५९।

가타디바자네 드리쉬팀 비띠스트약트바 비니크쉬페트 |
탈라얌 타트크샤나드가트바 탈라야딴마요 바베트 | 59 |

존재는 항아리의 안쪽에 시야를 고정하여
그 외부적인 것으로부터 벗어나야 한다.
그러면 단지는 사라지고
마음은 한 번에 그 공간 속으로 녹아 들며,
라야를 통하여 마음은 완전히 텅 빈 상태에 흡수된다.

주해

이것은 내면의 공간을 응시함으로써 외부적인 한계를 벗어나게 하는 방법이다. 라야라는 것은 내면의 에너지가 녹아 든다는 것인데 사고, 느낌, 이지, 에고가 그 순수 의식의 항아리 안에 녹아 들어 텅 빈 상태가 되는 것이다.

60절 - <37번째 명상>
_ 사막에 집중

निर्वृक्षगिरिभित्त्यादिदेशे दृष्टं विनिक्षिपेत् ।
विलीने मानसे भावे वृत्तिक्षीणः प्रजायते ।६० ।

니르브릭샤기리비뜨야디데세 드리쉬탐 비닉쉬페트।
빌리네 마나세 바베 브리떡쉬나흐 프라자야테।60।

마음이 생각의 지지를 받지 않도록 벌거벗은 산이나 바위같이
나무가 없는 공간에 시선을 고정하라.
그러면 마음의 변화는 줄어들고 용해되는 경험이 일어난다.

주해

　　마음의 활동을 줄어들게 하는 방편으로 큰 바위같이 나무가 없는 곳에 시선을 고정하고 집중한다. 많은 선지자나 수행자들이 이러한 장소를 찾는 것은 생각의 흐름이 줄어들고 정리되기 때문이다.

61절 - <38번째 명상>
_두 대상 사이의 공간에 대한 집중

उभयोर्भावयोर्ज्ञाने ध्यात्वा मध्यं समाश्रयेत् ।
युगपच्च द्वयं त्यक्त्वा मध्ये तत्त्वं प्रकाशते ।६१।

우바요르바바요르그야네 드야트바 마드얌 사마스라예트 |
유가파짜 드바얌 트약트바 마드예 타뜨밤 프라카사테 |61|

두 가지의 대상을 생각하라. 그리고 완전히 숙련된 지식의 결과로써 중심에 남아 있는 것과 그 주변의 것, 그 두 가지 모두를 던져 버리라. 공간에 명상함으로써 근원적인 경험이 일어난다.

주해

명상을 통하여 지식이 숙련된다는 것은 내면이 고요해질 때를 말하는 것이다. 중심에 남아 있는 것과 그 주변의 것을 명상함으로써 순수 의식의 근원적인 체험이 온다.

62절 - <39번째 명상>
_대상에 집중

भावे त्यक्ते निरुद्धा चिन्नैव भावान्तरं व्रजेत् ।
तदा तन्मध्यभावेन विकसत्यतिभावना ।६२।

바베 트약테 니루따 친나이바 바반타람 브라제트ㅣ
타다 탄마드야바베나 비카사트야티바바나ㅣ62ㅣ

마음이 하나의 인식의 대상을 제어함으로써
다른 모든 주변의 것을 던져 버리고 또 다른 것으로부터
마음이 움직여지지 않으면,
내면에서는 의식의 자각이 꽃을 피운다.

주해

　　탄트라로카 84절에서는, "참 나는 궁극적인 본질이며, 시바의 불멸의 가득 참이다."라고 하였으며, 요가수트라 2장 26절에서는, "끊어지지 않는 날카로운 분별의 지혜는 무지를 제거하는 수단이다."라고 하였다.

63절 - <40번째 명상>
_모든 존재의 의식에 대한 집중

सर्वं देहं चिन्मयं हि जगद्वा परिभावयेत् ।
युगपन्निर्विकल्पेन मनसा परमोदयः ।६३।

사르밤 데함 친마얌 히 자가드바 파리바바예트 |
유가판니르비칼페나 마나사 파라모다야흐 |63|

모든 존재와 몸, 우주에까지 동시에
의식만으로써 흔들리지 않는 마음으로 집중하라.
그러면 지고의 의식이 일어난다.

주해

니르비칼페나 마나사, 즉 모든 의식은 팽창하여 몸으로부터 모든 존재와 우주로 확장된다. 그것은 우주 의식이 초기 단계부터 시작하여 점점 더 크게 퍼져 나가는 것이다. 그렇게 됨으로써 **파라모다야인** 지고의 의식이 일어난다.

64절 - <41번째 명상>
_바람의 융해에 대한 집중

वायुद्वयस्य संघट्टादन्तर्वा बहिरन्ततः ।
योगी समत्वविज्ञानसमुद्रमनभाजनम् ।६४।

바유드바야스야 삼가타단타르바 바히란타타흐।
요기 사마트바비그야나사무드가마나바자남।64।

안쪽 또는 바깥쪽의 두 개의 바유가 융해됨으로써
요가 수행자는 평정심을 얻고
의식의 온전한 발현을 위해 확립된다.

주해

 의식의 안쪽과 바깥의 공간이 녹아 들고 융해될 때 마음이 다시 평정하게 되는 것은 바로 내면 의식이 니르비칼파 삼매의 의식으로 안정되기 때문이다. **사마트바 비그야나 사무드가마나**는 평정심 또는 의식의 온전하고 직관적인 발현을 말한다.

65절- <42번째 명상>
_희열에 대한 집중

सर्वं जगत्स्वदेहं वा स्वानन्दभरितं स्मरेत् ।
युगपन्स्वामृतेनैव परानन्दमयो भवेत् ।६५।

사르밤 자가트스바데함 바 스바난다바리탐 스마레트|
유가판스밤리테나이바 파라난다마요 바베트|65|

전체 우주 또는 희열, 즉 아난다로 가득 찬 자신의 몸에
동시적으로 집중하라. 내가 소유한 감로수를 통하여,
존재는 지고의 희열로 활력이 넘칠 것이다.

주해

  창조의 신 **브라흐마**가 창조를 일으키려고 하는데 잘 되지가 않자, 비쉬누 신의 화신이자 최초의 스승인 **나라야나**는 브라흐마에게 다가가 창조를 일으키고 싶으면 명상의 깊은 수행인 **타파스야**를 하라고 했다. 브라흐마가 명상을 하여 창조를 일으키자 우주의 대폭발 빅뱅처럼 희열이 갑자기 폭발적으로 터져 나왔다.
  참 나의 본질은 절대 지복 의식인 '사트 치트 아난다' 이다. 유가판스밤리테나에서 유가판스바는 '동시적이며 전체적인 집중'을 말하며, 므리테나는 '불변의 지복' 또는 '희열'을 말한다.

66절 - <43번째 명상>
_ 금욕에 집중

कुहनेन प्रयोगेण सद्य एव मृगेक्षणे।
समुदेति महानन्दो येन तत्त्वं प्रकाशते ।६६।

쿠하네나 프라요게나 사드야 에바 므리게크샤네 |
사무데티 마하난도 예나 타뜨밤 프라카사테 |66|

오 가젤의 눈을 가진 이여, 실로 종교적인 금욕을 실천함으로써 위대한 희열은 즉시 일어나며, 본질은 빛난다.

주해

　수행의 덕목에서 중요한 것 중에 하나가 바로 **브라흐마차리**이다. 이것은 금욕과 절제 등을 꾸준히 실천하는 것인데, 그것을 통하여 우주 의식인 니르비칼파에서 진정한 실체가 즉시 드러날 수 있다.

67절 - <44번째 명상>
_ 호흡 에너지인 프라나삭티의 상승에 집중

सर्वस्रोतोनिबन्धेन प्रणशक्त्योर्ध्वया शनैः ।
पिपीलस्पर्शविलायां प्रथते परमं सुखम् ।६७।

사르바스로토니반데나 프라나삭트요르드바야 사나이흐ㅣ
피필라스파르사벨라얌 프라타테 파라맘 수캄ㅣ67ㅣ

모든 인지의 흐름을 차단시키고 프라나삭티가
천천히 위쪽을 움직이면, 그때 몸 안에서는
개미 한 마리가 기어가는 것 같은 기분을 느끼면서
존재는 지고의 희열을 경험한다.

주해

호흡과 에너지의 자각이 일어나고 프라나삭티인 호흡 에너지가 일어나면, 몸은 하나의 도구가 되는 것과 같다. 그것은 절대의 순수 의식이 표현되는 것이다.

68절 - <45번째 명상>
_ 배꼽 중심 마니푸라와 가슴 중심 아나하타에 집중

वह्नेर्विषस्य मध्ये तु चित्तं सुखमयं क्षिपेत् ।
केवलं वायुपूर्णं वा स्मरानन्देन युज्यते ।६८।

바흐네르비샤스야 마드에 투 치땀 수카마얌 크쉬페트ㅣ
케발람 바유푸르남 바 스마라난데나 유쟈테ㅣ68ㅣ

연꽃 줄기 같은 조직의 가운데에 불 또는 공기로만
꽉 찬 그곳에 희열의 마음을 던져 버리라.
그러면 존재는 희열의 기억과 합일되리라.

주해

 바퀴라는 뜻을 가진 '차크라'는 에너지의 중심 센터이다. 우리의 몸에는 일곱 개의 차크라가 존재하는데, 이것에 대해 언급한 경전들 중에 가장 오래 된 것은 우파니샤드이다. 이러한 일곱 개의 중심 센터를 통해서 몸의 에너지가 소통되며, 나디라고 하는 72,000개의 섬세한 신경선들과 이다, 핑갈라, 수슘나 라고 하는 음과 양, 중성의 에너지 흐름들이 흘러간다. 여성 에너지 이다는 몸의 왼편에서 회전하면서 상승하여 왼쪽 콧구멍의 호흡 에너지와 연결되며, 남성 에너지 핑갈라는 오른편에서 회전하면서 올라가 오른쪽 콧구멍의 호흡 에너지와 연결된다. 수슘나는 회음부에서 척추를 관통하여 제3의 눈까지 연결된다.

현대 의학에서는 이러한 신경선을 교감 신경과 부교감 신경, 중추 신경과 유사하다고 한다. 에너지의 중심 센터는 다양한 색깔이 있으며, 모양은 연꽃 모양 또는 바퀴 모양 등이 있지만, 이것은 어디까지나 주관적인 상태를 상징적으로 묘사한 것이기에 차크라에 대한 그림들을 보고 상상하는 것은 큰 도움이 되지 않는다.

일곱 개의 차크라 중에 제일 하부에 위치하는 것은 물라다라 차크라인데, 몸의 가장 아래 부위인 항문 쪽에 있으며, 성적인 능력과 본능을 담당한다. 그 다음 스바디스타나 차크라는 성기 부위에 있으며 성적인 호르몬이나 번식 능력, 기본적인 감정이나 쾌락을 담당한다. 마니푸라 차크라는 배꼽 중심 부위에 있으며 췌장과 콩팥, 부신 피질과 연결된다. 이 절에서 연꽃 줄기 같은 조직에 불로 찼다고 말하는 것은 상징적으로 마니푸라 차크라를 설명하는 것이다.

그 다음 아나하타 차크라는 가슴 부위에 있으며, 생리학적으로는 가슴샘에 존재하는 미세한 감정의 중심점이다. 이 절에서는 공기로 꽉 찬 아나하타 차크라에 지복이나 희열의 마음을 던졌을 때 존재는 희열에 넘치게 된다고 말하고 있다.

비슈다 차크라는 목 부위에 존재하며, 갑상선과 연결되어 갑상선 호르몬을 생산한다. 이 차크라는 대화와 정서를 통제한다. 그 다음 아즈나 또는 아그야 차크라는 빈두와 함께 제3의 눈과 연결되어 있으며, 직관이나 정서나 감정을 통제한다. 제3의 눈은 이마 부위, 아그야 차크라는 미간 부위에 있으며, 사람의 내면을 통제하려는 힘이나 독심술이 존재한다. 또한 아그야 차크라는 송과선과도 연결되어 있는데, 이 송과선은 잠자는 상태와 깨어 있는 상태를 연결하며 호르몬인 멜라토닌을 생성한다. 마지막으로 사하스라라 차크라는 순수 의식의 차크라이다. 이 차크라에는 천 개의 연꽃이 있다고 알려져 있으며, 뇌하수체와 관련되어 중추 신경과 시상 하부, 간뇌 등에 연결되어 있다. 우리의 생각은 존재 의식의 근본과 연결되어 있다.

69절 - <46번째 명상>
_ 자연과 에너지의 근원인 샥티와 하나되는 집중

शक्तिसङ्गमसंक्षुब्धशक्त्यावेशावसानिन्कम् ।
यत्सुखं ब्रह्मतत्त्वस्य तत्सुखं स्वाक्यमुच्यते ।६९।

샥티상가마삼크슈브다샥트야베사바사닌캄।
유트수캄 브라흐마타뜨바스야 타트수캄 스바크야무챠테।69।

샥티와 합일 됨으로써 환희가 일어나며,
끝으로 존재는 샥티에 흡수된다.
그 희열은 브라흐만의 본성이라고 불리며,
그 희열은 자신이 스스로 소유한 것이다.

주해

비그야나 바이라바 탄트라의 핵심 내용은 자연과 에너지의 근원에 대한 것이다. 그러한 샥티와 하나되는 것, 그것이 근본 수행의 요체이다. 시바와 샥티의 합일, 또는 푸루샤와 프라크리티의 합일, 또는 내면적인 우주 의식의 발현으로 일어나는 거대한 희열의 물결, 그것이 바로 '절대 지복 의식' 즉, **'사트 치트 아난다'** 이며, 다름 아닌 절대인 브라흐만의 본성이자 스스로의 발현됨인 것이다.

70절 - <47번째 명상>
_ 삭티의 부재 안의 성적인 희열에 집중

लेहनामन्थनाकोटैः स्त्रीसुखस्य भरात्स्मृतेः ।
शक्त्यभावेऽपि देवेशि भवेदानन्दसंप्लवः ।७९।

레하나만타나코타이흐 스트리수카스야 바라트스므리테흐 |
삭트야바베아피 데베시 바베다난다삼플라바흐 |70|

오 신들의 여왕이여, 삭티가 존재하지 않아도
여성은 희열에 도달된다. 입맞춤과 포옹 속에서
마음이 완전히 기억되고 몰입되면, 희열이 솟아난다.

주해

한계 없는 의식은 궁극적으로 여성 에너지인 그 스스로의 희열 의식에 의해 완전히 몰입되며, 한계 없는 의식으로 빠져든다. 인도의 여자 수행자인 **아난드모이마**는 그 스스로 신에게 예배의 노래를 부르면서 절대 의식과 신 의식에 몰입된다. 또한 남인도의 여자 수행자인 **암리타 아난다마이**는 많은 사람들을 껴안고 내면 의식을 교류한다. 그녀들의 신들에 대한 희열은 신 의식의 체험에서 나오는 것이다.

71절 - <48번째 명상>
_희열의 기쁨에 집중

आनन्दे महति प्राप्ते दृष्टे वा बान्धवे चिरात् ।
आनन्दमुद्गतं ध्यात्वा तल्लयस्तन्मना भवेत् ।७० ।

아난데 마하티 프라프테 드리쉬테 바 반다베 치라트 |
아난다무드가탐 드야트바 탈라야스탄마나 바베트 |71|

상대적인 만남으로 위대한 기쁨을 얻게 되면,
존재는 마음이 몰입되고, 희열이 일어날 때까지
하나에 집중함으로써 명상해야 한다.

주해

　섬세한 집중은 상대적인 대상을 몰입시키고 더 나아가 희열 의식으로 유도한다. 그것은 내면으로 몰입되는 명상을 통하여 가능하게 되는데, 집중되지 않은 거친 외부적인 상태로는 희열의 본질에 도달할 수가 없기 때문이다.
　카비르는 내면의 몰입된 섬세한 의식을 이렇게 표현하였다.
　"사랑의 길은 미세함이니!
　거기에는 물어야 할 것도 없고
　묻지 못할 것도 없다.
　다만 님의 발아래

사람들은 자신을 망각해 버린다.
마치 물을 만난 물고기가
탐구의 기쁨에 몰두하여
사랑의 심연으로
뛰어드는 것처럼.

사랑하는 자는 그의 머리를
님의 일에 바치는 것에
결코 게으르지 않다."

72절 - <49번째 명상>
_ 음식과 마시는 것에 집중

जग्धिपानकृतोल्लसरसानन्दविजृम्भणात् ।
भावयेद्भरितावस्थां महानन्दस्ततो भवेत् ।७१ ।

자그디파나크리톨라사라사난다비즈림바나트 l
바베야드바리타바스탐 마히난다스타토 바베트 l72l

만일 먹는 것과 마시는 것에 집중하고,
맛의 그 기쁨으로 얻어진 행복에 집중하여
그런 즐거움을 주시함으로써 완전함의 상태가 일어나면,
그것은 지고의 기쁨과 희열이 되리라.

주해

바이라바인 시바는 일상에서 위대한 가르침을 전해 준다. 마찬가지로 모든 수행자나 성인의 가르침은 그의 삶의 일상에서 일어난다. 라자요가 수행자는 먹거나 마시거나 무엇을 하거나 호흡과 함께 모든 행위를 주시한다. 그것은 '타뜨밤 아시' 인 "그대는 절대인 그것이다."가 모든 행위 가운데에서 자각되게 하는 것이다. 그러한 주시가 끊임없이 지속되고 '내가 절대이다' 라는 뜻의 만트라 '소함' 이 모든 순간에 실천된다면 타뜨밤 아시는 희열인 아난다와 순수 의식으로 일어나게 된다.

73절 - <50번째 명상>
_ 감각적인 쾌락에 집중

गीतादिविषयास्वादासमसौख्यैकतात्मनः ।
योगिनस्तन्मयत्वेन मनोरूढेस्तदात्मता ।७३।

기타디비샤야스바다사마사우크야이카타트마나흐 |
요기나스탄마야트베나 마노루데스타다트마타 |73|

음악이나 노래와 같은 감각적인 즐거움에 집중함으로써
요가 수행자는 내면에 동일한 행복을 경험한다.
존재가 몰입됨으로써 요가 수행자는 마음을 넘어서게 되며,
지고의 상태에 도달된다.

주해

음악이나 노래를 듣는 감각의 즐거움에 집중함으로써 내면의 행복과 일치될 수 있다. 고대로부터 현대까지 얼마나 많은 사람들이 이 음악에 몰입되고 행복으로 빠져들었는가? 감각 기관을 자연스럽게 각성시키는 방법에 집중하면 감각은 쉽게 몰입된다. 감각을 발전시키는 이 비그야나 바이라바 탄트라의 수행법은 전체적인 감각을 모두 내면으로 자연스럽게 몰입되게 하는 명상법이다. 이 명상법을 통하여 수행자는 지고의 상태에 도달한다.

74절 - <51번째 명상>
_ 마음의 안정에 집중

यत्र यत्र मनस्तुष्टिर्मनस्तत्रैव धारयेत् ।
तत्र तत्र परानन्दस्वरूपं सम्प्रवर्तते ।७४ ।

야트라 야트라 마나스투쉬티르마나스타트라이바 다라예트|
타트라 타트라 파라난다스바루팜 삼프라바르타테 |74|

마음의 예배를 하는 곳에서마다 마음이 홀로 유지되면,
거기에 지고의 희열의 본성이 발현된다.

주해

잠을 자거나, 꿈을 꾸거나, 깨어 있는 동안에도 마음이 항상 순수 의식을 유지한다면 그것은 언제나 참 나가 유지되는 우주 의식에 이른 것이다. 이때 마음은 절대적인 희열 의식 '사트 치트 아난다'가 유지된다.

75절 - <52번째 명상>
_잠이 시작되는 지점에 집중

अनागतायां निद्रायां प्रणष्टे बाह्यगोचरे ।
सावस्था मनसा गम्या परा देवी प्रकाशते ।७५।

아나가타얌 니드라얌 프라나쉬테 바흐야고차레 |
사바스타 마나사 감야 파라 데비 프라카사테 |75|

잠이 시작되는 상태에 들어감으로써
외부적인 세상에 대한 인식이 희미해지는 곳에서
지고의 여신은 빛난다.

주해

우리가 잠을 자거나 깨어 있거나 꿈을 꾸면서 그 의식이 전환되는 접합점을 거치는 동안 우리의 세 가지 의식은 계속해서 전환되어 간다. 그 변화되는 지점이 미세하게 관찰되고, 의식이 순수해졌을 그 때가 이 절에서 말한 외부 세계에 대한 인식이 희미한 상태이다. 이러한 때 지고의 여신이 드러나고 빛나는 것이다.

76절 - <53번째 명상>
_ 밝은 공간에 집중

तेजसा सूर्यदीपादेराकाशो शबलीकृते ।
दृष्टिनिवेश्या तत्रैव स्वात्मरूपं प्रकाशते ।७६।

테자사 수르야디파데라카세 사발리크리테 |
드리쉬티르니베샤 타트라이바 스바트마루팜 프라카사테 |76|

태양이나 램프의 빛나는 성질에 의해
다양하게 나타나는 공간에 응시함으로써,
존재의 근원적인 자아의 본성은 빛나게 된다.

주해

다양한 외면적인 빛이나 내면적인 빛을 집중하는 것은 전통적으로 내려오는 방법이다. 이러한 태양 빛이나 램프 등의 다양한 빛을 응시할 때는 반드시 자연스럽게 내면으로 충분히 집중되어 있는 상태에서 진행되어야 한다. 그렇게 훈련되지 않은 상태에서 체험이 되면 진정한 자아의 본성은 빛나지 않는다.

77절 - <54번째 명상>
_ 에너지의 자세인 탄트릭 무드라에 집중

करङ्किण्या क्रोधनया भैरव्या लोलिहानया ।
खेचर्या दृष्टिकाले च परावाप्तिः प्रकाशते ।७७।

카랑킨야 크로다나야 바이라브야 롈리하나야ㅣ
케차르야 드리쉬티칼레 차 파라바프티흐 프라카사테ㅣ77ㅣ

직관적인 인식 카랑키니, 크로다나, 바이라비, 렐리하나야,
케차리가 드러나면, 그것에 의해 지고의 도달함이 분명해진다.

주해

　위의 카랑키니, 크로다나, 바이라비, 렐리하나야, 케차리는 우주적이며 정신적인 체험을 만들어 내는 성스러운 자세인 **무드라**를 말하는 것이다. 두개골을 의미하는 카랑키니는 직관적인을 체험을 창출하며, 바이라바의 무집착을 유도하는 지혜의 무드라라고 한다. 분노를 의미하는 크로다나는 평정을 가져다 주는 **만트라 무드라**라고 하며, 바이라비는 **운마니 무드라**라고 하여 외부적으로는 응시하며 집중하지만 실제로는 내면을 응시하는 것이다. 이것은 다른 말로 텅 빈 공(空)을 표현하는 **순야 무드라**, 또는 성취인 **시띠 무드라**라고도 한다. 이 무드라는 연화 자세인 **파드마 아사나**와 성취 자세인 **시다사나**를 취한 다음 무릎 위에 손을 얹고 손바닥을 위로 하여 자세를 취한다. 불꽃을 의미하는

렐리하나야는 수행자에게 지고의 의식을 자각하게 하는 **삭티 무드라**라고 하며, 양쪽의 엄지를 감추고 넷째 손가락과 약지를 만나게하여 자세를 취한다. 케차리는 공간을 열고 여행한다는 뜻이다. 이 무드라는 혀를 코 안쪽으로 타고 올라가게 하여 동공 깊숙이 밀어 넣는 것을 말하는데, 이 혀는 미간인 아그야 차크라와 제3의 눈을 거쳐 이다, 핑갈라, 수슘나, 나디를 상승시킨다. **케차리 무드라**를 행함으로써 불멸의 감로인 **암리탐**을 마실 수 있다.

78절 - <55번째 명상>
_ 아사나의 이완 안에서의 집중

मृद्वासने स्फिजैकेन च हस्तपादौ निराश्रयम् ।
निधाय तत्प्रसङ्गेन परा पूर्णा मतिर्भवेत् ।७८।

므리드바사네 스피자이케나 차 하스타파다우 니라스라얌 |
니다야 타트프라상게나 파라 푸르나 마티르바베트 |78|

부드러운 자리를 마련하여 손과 다리를 편안히 하고,
한쪽 궁둥이로 앉으라.
그러면 마음이 초월함으로 가득 찰 것이다.

주해

한쪽 궁둥이로 앉게 되면 집중도가 커진다. 이것은 단순히 앉는 자세를 말하는 것이 아니라 제한된 몸의 상태에서 그 자신이 얼마나 만족하는가를 말하는 것이다. 몸을 수행의 도구로 삼는 하타 요기들은 몸을 통하여 자신의 상태와 에너지를 예민하게 관찰한다.

히말라야에 살고 있는 하타 요기 한 명이 있었는데 그는 자신의 한 팔을 신에게 바친 수행자였다. 그 수행자는 사람을 만나면 그에게 어떤 문제가 있는가를 한번에 알아보고 가장 필요한 한 가지의 자세를 가르쳐 모든 육체와 생활의 패턴을 바뀌게 하였다. 몸은 마음의 주거지이며 마음은 몸의 주인이다. 둘 다가 아주 중요한 상관 관계인 것이다.

79절 - <56번째 명상>
_ 순야 얀트라인 텅 빈 형상에 집중

उपविश्यासने सम्यक्बाहू कृत्वार्धकुञ्चितौ ।
कक्षव्योम्नि मनः कुर्वन् शाममायाति तल्लयात् ।७९।

우파비샤사네 삼야크바후 크리트바르다쿤치타우ㅣ
칵샤브욤니 마나흐 쿠르반 사마마야티 탈라야트ㅣ79ㅣ

올바른 자세로 앉아 팔과 손을 둥글게 하여
그 공간에 시선을 응시하여 고정하라.
이러한 라야에 의해 마음이 평화롭게 된다.

주해

　얀트라는 성스러운 형상을 뜻하며, 순야 얀트라는 그 형상마저도 넘어선 진공의 얀트라를 말하는 것이다. 모든 소리를 상징하는 만트라와 모든 형상을 상징하는 얀트라, 그리고 텅 빈 형상을 나타내는 순야 얀트라는 깊은 명상의 근원이다. 앉아서 팔과 손을 둥글게 한 다음 그 공간에 응시한다는 것은 텅 빈 형상인 순수 의식 또는 순야에 대한 의식을 하는 것이다. 이때 중요한 것은 마음이 고요한 순수 의식에 들어가야 한다는 것이다.

80절 - <57번째 명상>
_ 대상에 집중

स्थुलरूपस्य भावस्य स्तब्धां दृष्टिं निपात्य च ।
अचिरेण निराधारं मनः कृत्वा शिवं व्रजेत् ।८०।

스툴라루파스야 바바스야 스타브담 드리쉬팀 니파트야 차 |
아치레나 니라다람 마나흐 크리트바 시밤 브라제트 |80|

어떤 대상의 외부적인 형상에 계속하여 응시하라.
마음을 고정하고 어떤 것도 개입시키지 않으면,
즉각적으로 시바의 상태를 얻으리라.

주해

이 절은 결과적인 산물이다. 그렇기 때문에 외부적인 형상을 응시하고, 마음을 고정시키고 어떤 것도 개입하지 말라고 한 것은 이미 삼매가 모든 외부 의식에 스며들어 우주 의식인 니르비칼파 삼매에 도달되어 있다는 뜻이다. 이때 바로 무한한 시바의 상태가 획득되고 유지될 수가 있다.

81절 - <58번째 명상>
_ '하'에 집중

मध्यजिह्वे स्फारितास्ये मध्ये निक्षिप्य चेतनाम् ।
होच्चरं मनसा कुर्वस्ततः शान्ते प्रलीयते ।८१।

마드야지흐베 스파리타스예 마드예 닉쉬프야 체타남 |
호짜람 마나사 쿠르바스타타흐 샴테 프랄리야테 |81|

혀의 중간을 넓게 펼쳐 밖으로 내밀고
그 중간에 의식을 던져 마음속으로 '하' 하면서 반복하면,
마음이 고요함으로 용해될 것이다.

주해

이 절은 몸과 마음이 독특하게 연결되어 의식의 고요함으로 녹아 들기를 바라고 있다. 모든 의식은 한계 없는 순수 의식 또는 초월 의식에 녹아 들기까지 몸과 연결되어 있다. 비그야나 바이라바 탄트라 경전은 독특하게도 몸을 자극하는 동시에 마음을 깊은 순수 의식으로 뛰어들게 한다. 그것이 시바 신, 즉 바이라바의 축복인 것이다. 마음속으로 '하' 하면서 몸과 마음을 동시에 작동시키게 하는 것이다.

82절 - <59번째 명상>
_몸의 멈춤의 상태에 집중

आसने शयने स्थित्वा निराधारं विभावयन् ।
स्वदेहं मनसि क्षीणे क्षणात्क्षीणाशयो भवेत् ।८२।

아사네 사야네 스티트바 니라다람 비바바얀|
스바데함 마나시 크쉬네 크샤나트크쉬나샤요 바베트|82|

앉아 있거나 누워 있는 동안 어떤 것도 개입시키지 말고
자신의 몸에 대해 생각하라.
그러면 그 순간 마음의 작용이 줄어들고,
과거로부터 남아 있는 생각의 잔여물들이 사라진다.

주해

앉아 있거나 누워 있는 동안에도 몸을 자각함으로써 생각의 흐름들을 떨쳐버리게 할 수 있으며, 생각을 사라지게 하는 통로가 되게 할 수도 있다. 하지만 명상을 통해 편안하게 자각이 되는 상태가 된다면 훨씬 더 효과적으로 마음의 작용을 줄어들게 할 수 있다. 그럼으로써 과거의 인상들이 제거되는 것이다.

83절 - <60번째 명상>
_ 몸의 흔들임에 집중

चलासते स्थितस्याथ शनैर्वा देहचालनात् ।
प्रशान्ते मानसे भावे देवि दिव्यौघमाप्नुयात् ।८३।

찰라사테 스티타스야타 사나이르바 데하찰라나트|
프라산테 마나세 바베 데비 디브야우가마프누야트|83|

오 여신이여, 몸이 부드럽게 흔들리거나 진동함으로써
존재는 마음의 평온한 상태를 얻으며,
성스러운 의식의 흐름에 잠긴다.

주해

마음을 가라앉히기 위해 몸을 부드럽게 흔들고 진동함으로써 마음의 평온한 상태를 얻고 성스러운 의식으로 유도하는 방법이 있다. 다만 마음이 미세한 상태에서의 자연스러운 진동과 흔들림은 좋으나, 그렇지 않은 상태에서 미리 흔들림을 상상하거나 부드러움을 느끼거나 하는 여러 방법들은 일시적으로는 효과가 있을지 모르지만 궁극적인 마음의 안정과 성스러운 의식으로 빠져들게 하는 데에는 한계가 있다. 이 절에서 부드럽게 진동한다는 뜻은 이미 깊은 명상이 진행된 상태에서 해야한다는 전제가 있는 것이다.

84절 - <61번째 명상>
_ 하늘에 집중

आकाशं विमलं पश्यन् कृत्वा दृष्टिं निरन्तराम् ।
स्तब्धात्मा तत्क्षणादेवि भैरवं वपुराप्नुयात् ।८४।

아카샴 비말람 파샨 크리트바 드리쉬탐 니란타람ㅣ
스타브다트마 타트크샤나데비 바이라밤 바푸라프누야트ㅣ84ㅣ

오 데비여, 맑은 하늘을 계속적으로 응시하여
확고한 인식으로 동요함 없이 바라게 되면,
그 순간 바이라바의 본성이 성취된다.

주해

공간 또는 하늘을 계속 응시한다는 것은 이미 집중된 다라나, 그 집중이 이어지는 드야나, 초월 의식인 **사마디**가 동시적으로 이루어지는 삼야마의 상태가 되었을 때를 말하는 것이다. 이러한 때 초월적인 바이라바의 본성의 상태에 도달한다.

85절 - <62번째 명상>
_ 실상(實相)에 대한 집중

लीनं मूर्ध्नि वियत्सर्वं भैरवत्वेन भावयेत् ।
तत्सर्वं भैरवाकारतेजस्तत्त्वं समाविशेत् ।८५।

리남 무르드니 비야트사르밤 바이라바트베나 바바예트 |
타트사르밤 바이라바카라테자스타뜨밤 사마비세트 |85|

이마에 모든 것이 흡수되는 바이라바의 형상처럼
하늘에 집중하라. 그러면 모든 것이 바이라바의 상태에서
빛의 본질에 의해 들어가게 되리라.

주해

　머리와 이마의 부위는 한계 없는 하늘, 또는 바이라바의 형상이라고 한다. 이 절대적인 바이라바의 빛의 본질로 스며들게 하기 위해 이마 부위에 집중하라고 하였다. 그러나 이 절에서 말하는 것은 어디까지나 결과를 말하는 것일 뿐, 우선 명상을 통하여 안정된 상태가 된 다음 이마의 빛에 집중해야 한다.

86절- <63번째 명상>
_ 실상에 대한 집중

किंचिज्ज्ञातं द्वैतदायि बाह्यालोकस्तमः पुनः।
श्विादि भैरवं रूपं ज्ञात्वानन्तप्रकाशभृत् ।८६।

킴치즈그야탐 드바이타다이 바흐얄로카스타마흐 푸나흐।
비스바디 바이라밤 루팜 그야트바난타프라카사브리트।86।

드러난 상대 세계의 밝음과 어둠의 이원성을 알면서
바이라바의 무한한 형상을 다시 경험한 이는
광휘에 도달한다.

주해

이 절은 명상의 비전을 통해 찬란한 광휘에 도달하는 것을 말하고 있다. 존 밀턴의 실락원에서, "신은 빛이시오. 다만 영원으로부터 가까이 하기 어려운 빛으로만 존재하시니, 창조 이전에 있는 그대는 빛나는 본질의 드러냄에 살고 있도다."라고 노래하였다.

87절- <64번째 명상>
_ 밤의 어둠에 집중

एवमेव दुर्निशायां कृष्णपक्षागमे चिरम् ।
तैमिरं भावयन्रूपं भैरवं रूपमेष्यति ।८७।

에바메바 두르니샤얌 크리쉬나파크샤가메 치람|
타이미람 바바얀루팜 바이라밤 루파메쉬야티 |87|

**이처럼 바이라바의 형상을 얻기 원한다면
2주 동안 어두운 달밤 캄캄한 어두움에 명상하라.**

주해

절대적인 바이라바의 내면의 체험을 하기 위해서 어두운 달밤에 그 어둠을 느끼는 것이다. 이 방법 역시 내면에서 깊이 안정된 상태가 된 다음 실천하는 것이 좋다. 내면으로 깊이 몰입되어 느낄 때에는 렘(REM) 수면이나 불면증이 아닌 요가니드라라고 하는 요가 수행자들의 잠보다 깊은 휴식을 취하게 되며, 그와 동시에 자각이 일어나게 된다. 그렇게 될 때 어둠은 수면일여(睡眠一如)처럼 깊이 몰입되어 가는 것이다.

88절 - <65번째 명상>
_ 절대인 바이라바의 어두운 형태에 집중

एवमेव निमील्यादौ नेत्रे कृष्णाभमग्रतः।
प्रसार्य भैरवं रूपं भावयंस्तन्मयो भवेत्।८८।

에바메바 니밀야다우 네트레 크리쉬나바마그라타흐।
프라사르야 바이라밤 루팜 바바얌스탄마요 바베트।88।

마찬가지로 눈을 감고 바이라바의 형상과 같이
전방에 퍼지는 심오한 어둠에 명상하는 이는
그것과 하나가 된다.

주해

이렇게 명상을 통하여 깊은 어둠에 몰입되면 그 어둠과 하나가 된다. 그러나 자신이 안정되지 않은 상태에서 인위적으로 느낌을 부여하는 것이라면, 그것은 진정한 바이라바의 가르침이 아니다. 많은 경험을 가진 권위 있는 스승으로부터 어둠에 몰입되는 방식을 전수받는다면 그것은 내면 깊이 살아 움직이게 된다.

89절-<66번째 명상>
_ 감각의 멈춤에 집중

यस्त कस्येन्द्रियस्यापि व्याघाताच्च निरोधतः।
प्रविष्टस्याद्वये शून्ये तत्रैवात्मा प्रकाशते ।८९।

야스타 카스옌드리야스야피 브야가타짜 니로다타흐|
프라비쉬타스야드바예 순예 타트라이바트마 프라카사테 |89|

같은 감각 기관이 어떤 장애물에 의해
둘이 아닌 하나의 텅 빈 공간으로 들어가는 것조차
제어하는 이에게, 거기에서 참 나는 광휘에 찬다.

주해

브리하드아란야카 우파니샤드에서 **야즈나발갸** 성자는 진리에 대해서 질문을 하자 '아니다 아니다' 라는 뜻의 '네티네티' 를 말하였다. 진정한 참 나인 아트만의 진리는 모든 부정 속에 피어나는 꽃과 같다. 붓다도 **프라그야 파라미타 흐리다야 수트라**인 반야심경에서 완전한 부정을 거친 후에, 진흙 속에서 찬란히 피어나는 연꽃처럼 넘어서 있는 반야의 지혜에 대한 가르침을 주었다.

90절- <67번째 명상>
_ 말과 언어의 시작인 아카라에 집중

अबिन्दुमविसर्गं च अकारं जपतो महान् ।
उदेति देवि सहसा ज्ञानौघः परमेश्वरः ।९० ।

아빈두마비사르감 차 아카람 자파토 마한 ।
우데티 데비 사하사 그야나우가흐 파라메스바라흐 ।90 ।

오 데비여, 아카라의 낭송을 함으로써
'빈두'와 '비사르가'가 사라지고,
'아'라는 글자이자 지고의 주인인 파라메스바라의 지식의
위대한 분출이 동시에 일어난다.

주해

  아카라는 산스크리트어 알파벳으로 표현되는 첫 번째 음들로서 그 것을 반복하면서 낭송하는 수행이 있다. 일반적으로는 '옴'이라는 단어로도 알려져 있다.

  빈두와 비사르가는 아그야 차크라와 사하스라라 차크라 중간에 있으며, 여기에서 한계 없는 것과 한계 있는 것이 만난다. 빈두는 '나뉘어지다'라는 뜻이며, 비사르가는 '떨어지다'라는 뜻이다. 즉, '**빈두비사르감**'은 '전체로부터 나뉘어 분리된다'라는 의미라고 할 수 있다.

  가장 오래된 경전 **베다**에서도 말한바와 같이 '아'라는 단어는 파

라메스바라인 초월적인 시바 신의 표현이라는 것을 이 절은 말하고 있다.

91절 - <68번째 명상>
_이차적인 창조 비사르가에 집중

वर्णस्य सविसर्गस्य विसर्गान्तं चितिं कुरु ।
निराधारेण चित्तेन स्पृशेद्ब्रह्म सनातनम् ।९१।

바르나스야 사비사르가스야 비사르간탐 치팀 쿠루ㅣ
니라다레나 치떼나 스프리세드브라흐마 사나타남ㅣ91ㅣ

마음이 비사르가와 합일되면, 비사르가의 끝은
어떤 것도 남지 않는다. 이런 식으로
마음은 지고의 의식인 영원한 브라흐만에 의해 접촉된다.

주해

비사르가는 이차적인 창조이다. 마음과 비사르가가 하나 될 때 이원적인 요소는 떨어져 나가고 의식은 지고의 상태가 된다.

탄트라로카 3장 14절에는, "절대의 찬란한 발현인 비사르가는 가장 높은 실상인 **아누타라이다.**"라고 하였다.

92절 - <69번째 명상>
_공간의 형상 속에서 자신에게 집중

व्योमाकारं स्वमात्मानं व्यायेद्दिग्भिरनावृतम् ।
निराश्रया चितिः शक्तिः स्वरूपं दर्शयेत्तदा ।९२।

브요마카람 스바마트마남 브야예띠그비라나브리땀ㅣ
니라스라야 치띠흐 삭티흐 스바루팜 다르사예따다ㅣ92ㅣ

모든 방향의 무한한 공간의 형상 속에서
자신에게 명상하는 이는 마음이 확고해지며,
의식의 형상 속에서 자신의 형상으로 삭티가 드러난다.

주해

'모든 방향의 무한한 공간의 형상' 이라는 것은 한 방향만을 보는 것이 아닌 모든 방향을 보는 것이다. 창조의 신 브라흐마의 4면의 얼굴은 각각 동서남북을 보는 것이며, 붓다를 다양한 얼굴과 모습으로 표현하는 것 또한 다양한 화신으로서의 드러남을 말하는 것이다. 이러한 것을 '시방세계(十方世界)'라고 하여 '모든 방향을 상징하는 10개 방향, 모든 곳에서의 드러남'을 말하기도 한다.

즉, 다양한 신들이나 성스러운 형상에 동시적으로 명상하고 사색하는 것이다. 그러는 어느 순간에 자신의 의식의 형상으로 삭티가 드러나는 것이다. '치띠흐 삭티' 란 의식의 성스러운 힘을 말하는 것인데,

이것은 헌신적인 미라바이가 언제나 크리쉬나 신을 생각함으로써 언제나 크리쉬나 의식에 몰입되어 있고, 크리쉬나가 자신의 몸과 마음을 통해 자연스럽게 드러나는 것과 같다. 그것은 어떠한 상태와 관계없이 드러나는 것이다.

93절- <70번째 명상>
_피부를 꿰뚫는 것에 집중

किञ्चिदङ्गं विभिद्यादौ तीक्ष्णसूच्यादिना ततः।
तत्रैव चेतनां युक्त्वा भैरवे निर्मला गतिः।९३।

킨치당감 비비드야다우 틱쉬나수츠야디나 타타흐|
타트라이바 체타남 육트바 바이라베 니르말라 가티흐|93|

처음에 끝이 날카롭고 뾰족한 바늘 같은 도구로
몸의 팔, 다리 중에 어떤 곳을 조금 꿰뚫으면
의식이 투영되면서 거기에,
실로 바이라바의 순수한 본성으로 가는 움직임이 있다.

주해

이 절에서 나타낸 수행법은 인도의 많은 고행 수행자들이 따라하기도 하는데, 이것은 우선 수행자 자신이 어떠한 경지에 이르른 상태에서 행했을 때 따라오는 부산물이다. 이 절에서 말한 대로, 몸의 어떤 부위를 찔러서 의식이 투영되고 바이라바의 순수 의식의 본성이 드러나게 하는 것이다.

이 절은 **이사 우파니샤드** 8절에서 말했듯이, "참 나는 모든 곳에 존재하며, 찬란히 빛나며, 몸을 가지고 있지 않으며, 조금의 흠도 없으며, 죄악도 없이 순수하며, 마음을 지배하는 자이며, 초월적이며, 스스로 존재하는 이이다."라고 한 것과 같다.

94절 - <71번째 명상>
_ 하나에 집중

चित्तायन्तःकृतिर्नास्ति ममान्तर्भावयेदिति ।
विकल्पानामभावेन विकल्पैरुज्झितो भवेत् ।९४ ।

치따드얀타흐크리티르나스티 마만타르바바예디티 |
비칼파나마바베나 비칼파이루즈피토 바베트 |94|

집중으로써 마음을 이루는 도구가 내면적으로 사라지면
생각의 구조인 '비칼파'가 사라진다.
그럼으로써 존재는 비칼파로부터 벗어나게 된다.

주해

명상을 통하여 내면적인 과정 **안타흐카라나**가 사라지고, 생각의 구조인 **비칼파**가 사라지면, 의식은 즉시 생각의 구조를 넘어서 자유롭게 되는 것이다.

95절- <72번째 명상>
_물질들의 본성에 집중

**माया विमोहिनी नाम कलायाः कलनं स्थितम् ।
इत्यादिधर्मं तत्त्वानां कलयन्न पृथग्भवेत् ।९५।**

마야 비모히니 나마 칼라야흐 칼라남 스티탐ㅣ
이트야디다르맘 타뜨바남 칼라얀나 프리타그바베트ㅣ95ㅣ

**마야는 미혹하는 요소를 남김으로써
이름을 정하고 한정된 행위를 하는 원인이 된다.
그러므로 다양한 요소의 기능들에 대해 사색을 하면
존재는 분리되지 않는다.**

주해

　마야의 '마'는 '아닌 것'이며, '야'는 '그것'이다. 즉, 마야는 '그것은 아니다'라는 뜻으로, 원래부터 없는 것을 있는 것으로 여겨 마치 신기루를 보는 것처럼 착각에 빠져 혼돈되는 것은 모두 마야로 인한 것이다. 그것을 직시하고 사색함으로써 자신의 존재는 분리되지 않게 된다.

96절 - <73번째 명상>
_ 욕망이 끝나는 것에 집중

फङ्गितीच्छां समुत्पन्नामवलोक्य शमं नयेत् ।
यत एव समुद्भूता ततस्तत्रैव लीयते ।९६।

파기티참 사무트판나마발로캬 사맘 나예트|
야타 에바 사무드부타 타타스타트라이바 리야테 |96|

섬광처럼 튀어 오르는 욕망을 목격하면서
그것들을 끝내 버리라. 그러면 실로,
그것들이 일어났던 근원 속으로 흡수되리라.

주해

욕망을 직시한다는 것은 바로 자신이 주시자가 되는 것이다. 삶에 있어 명상의 가장 중요한 목적은 바로 자신이 모든 것의 주시자가 되고 자유롭게 되는 것이다. 생각, 말, 행동, 관조하는 모든 것이 주시되면 이 절에서 말하듯이 그 근원으로 흡수된다. 이것은 내면으로 집중하는 명상을 통해서 가능하게 된다.

97절 - <74번째 명상>
_ '나는 누구인가'에 집중

यदा ममेच्छा नोत्पन्ना ज्ञानं वा कस्तदास्मि वै ।
तत्त्वतोऽहं तथाभूतस्तल्लीनस्तन्मना भवेत् ।९७।

야다 마메차 노트판나 그야남 바 카스타다스미 바이ㅣ
타뜨바토아함 타타부타스탈리나스탄마나 바베트ㅣ97ㅣ

나의 욕망이 지식을 만들지 않았다면 나는 무엇인가?
실로 존재는 '나'인 근원 속으로 흡수되고,
절대와 동일화되면서 절대가 된다.

주해

 우리의 욕망을 통해 지식이 만들어지며, 그것이 우리 자신을 만드는 것이다. 실제로 모든 존재는 내 자신의 근원으로 흡수되고 동일화되면서 절대가 되는 것이다. 욕망이나 열망을 통해 행위가 일어나고, 그 행위가 성취되었을 때 완성이 일어나며, 그 완성은 나의 근원이 되는 것이다. 씨앗이 자라서 열매를 맺고 나면 다시 씨앗이 되듯이, 근원의 발현은 근원을 낳는다. 그것을 마음의 발현이라고 한다.

98절 - <75번째 명상>
_욕망에 집중

इच्छायामथवा ज्ञाने जाते चित्तं निवेशयत् ।
आत्मबुद्ध्यानन्यचेतास्ततस्तत्त्वार्थदर्शनम् ।९८ ।

이차야마타바 그야네 자테 치땀 니베사야트 |
아트마부뜨야난야체타스타타스타뜨바르타다르사남 |98|

욕망과 지식이 일어나면 바로 자신이 되고자 하는 생각을 하면서
마음을 거기에 고정하라.
마음을 절대적으로 하나에 집중하면 타뜨바의 근원을 실현한다.

주해

욕망과 지식이 일어나면 자신의 목표하는 생각을 고정시킬 수 없으므로 바로 내면의 근원으로 돌아가 하나에 마음을 집중하라는 것이다. 마음을 집중시키면 물현화된 세계인 타뜨바의 근원을 실현하게 된다.

99절 - <76번째 명상>
_ 지식에 집중

निर्निमित्तं भवेज्ज्ञानं निराधारां भ्रमात्मकम् ।
तत्त्वतः कस्यचिन्नैतदेवंभावी शिवः प्रिये ।९९।

니르니미땀 바베쯔그야남 니라다람 브라마트마캄ㅣ
타뜨바타흐 카스야친나이타데밤바비 시바흐 프리예ㅣ99ㅣ

오 친애하는 이여, 지식은 원인이 없다.
그러므로 근거가 없으며 미혹을 일으킨다.
실제로 지식은 어떤 사람에게도 속하지 않나니,
그렇게 명상하는 이는 시바가 되리라.

주해

  모든 지식은 원인이 없으며, 원래 없는 것을 있는 것으로 착각하는 것이다. 그것은 근거도 없으며 미혹함을 일으킬 뿐이다. 그러한 지식이 어떠한 것에도 속하지 않는다고 명상하는 이는 절대적인 시바가 될 것이다.

100절 - <77번째 명상>
_ 다르지 않은 의식에 집중

चिद्धर्मा सर्वदेहेषु विशेषो नास्ति कुत्रचित् ।
अतश्च तन्मयं सर्वं भावयन्भवजिज्जनः ।१००।

치따르마 사르바데헤슈 비세쇼 나스티 쿠트라치트|
아타스차 탄마얌 사르밤 바바얀바바지짜나흐|100|

그(바이라바)는 발현된 모든 형상 속에 구별되지 않는 의식의 본성이다. 그러므로 그러한 의식에 의해 퍼져 있는 모든 창조물에 명상하는 이는 상대적인 존재를 넘어선다.

주해

 바이라바는 모든 곳에 드러나 있지만 변함없는 본성이다. 이러한 불변의 존재를 모든 상대적인 창조물 안에서도 명상하는 이는 그 상대적인 존재를 넘어선다.

101절 - <78번째 명상>
_ 부정적인 특성에 집중

कामक्रोधलोभमोहमदमात्सर्यगोचरे ।
बुद्धिं निस्तिमितां कृत्वा तत्तत्त्वमवशिष्यते ।१०१।

카마크로달로바모하마다마트사르야고차레ㅣ
부띰 니스티미탐 크리트바 타따뜨바마바시쉬야테ㅣ101ㅣ

갈망, 분노, 탐욕, 망상, 오만함, 질투가 보여졌을 때,
마음을 완전히 고정시키면
'타뜨바' 아래에 누워 있는 근원만이 홀로 남는다.

주해

비그야나 바이라바 탄트라의 위대한 가르침은 일상에서 우리들이 언제나 겪는 이러한 인간들의 생활을 그대로 직시하게 하여 준다. 갈망이라는 것은 끊임없는 갈증이나 목마름과 같다. 우리는 언제나 목이 말라 물을 찾는다. 멈출 줄 모르는 갈망은 자신을 어디로 끌고 갈지 알 수가 없다. 분노는 한 순간에 자신과 주위에 불을 질러 버리는 것과 같으며, 탐욕은 브레이크가 고장 나 멈추지 않는 자동차와 같다. 망상이란 끊임없는 생각의 물결이 자신을 덮쳐서 허우적거리게 만드는 장본인이다. 질투란 인간의 진보되고 발전되는 것을 방해하는 요소이다.

이러한 마음들을 어떻게 고정시키는가? 그것은 명상을 통해서 그 자

체인 타뜨바를 자연스럽게 직시하면 된다. 그렇게 됐을 때 고요하고 평정한 근원만이 홀로 남는 것이다.

102절 - <79번째 명상>
_ 삶의 환영적인 본성에 집중

इन्द्रजालमयं विश्वं व्यस्तं वा चित्रकर्मवत् ।
भ्रमद्ध्यायतः सर्वं पश्यतश्च सुखोद्गमः ॥१०२॥

인드라잘라마얌 비스밤 브야스탐 바 치트라카르마바트ㅣ
브라마드바 드야야타흐 사르밤 파샤타스차 수코드가마흐ㅣ102ㅣ

**마술이나 그림처럼 상상으로 발현된 세상에 명상하고,
모든 존재를 무상한 것으로 보는 이에게는 행복이 일어난다.**

주해

　세상을 한 폭의 그림이나 신비한 마술 쇼처럼 감상하고, 모든 것은 끊임없이 변한다는 것을 자각하며, 모든 존재에 대해 무상(無常)한 것으로 명상하는 이는 행복이 일어난다.
　어떤 철학 교수가 수행자에게 질문을 하였다. "세상은 변하고 모든 것은 다 변하고 결국은 모두 죽음으로 갑니다. 진실로 모든 것은 허망하지요?" 그러자 수행자는 철학 교수에게 말했다. "세상은 끊임없이 변하지요? 그리고 끊임없이 변하는 것 또한 항구적으로 계속해서 변하지요?" 철학 교수가 수긍하자 수행자는, "그러나 이 항구적으로 변하는 것은 결코 변하지 않습니다. 이것이 진리에요."라고 하였다.
　이때 철학 교수는 번쩍이는 즉각적인 진리를 주는 베단타의 불변의

가르침을 흘긋 보았다. 행복은 무상하게 변하는 삶 속에서 어떻게 영원한 현재를 직시할 수 있는가 하는 것에 달렸다. 이것이 바로 도가와 불가와 선가 또한 모든 제 종교의 수행법들이 추구하는 바이다. 이 경전은 다양한 수행 방법을 통하여 그것을 자각시켜 주려고 노력하고 있다.

103절- <80번째 명상>
_ 중간의 길에 집중

न चित्तं निक्षिपेत्दुःखे न सुखे वा परिक्षिपेत् ।
भैरवि ज्ञायतां मध्ये किं तत्त्वमवशिष्यते ।१०३।

나 치땀 닉쉬페뚜흐케 나 수케 바 파릭쉬페트ㅣ
바이라비 그야야탐 마드예 킴 타뜨바마바시쉬야테ㅣ103ㅣ

오 여신이여, 마음은 고통이나 즐거움에 머무르지 않는다.
그러나 중앙에 남아 있는 근원은 알려져야 한다.

주해

  바가바드 기타에서도 말하기를 이원성으로부터 벗어나라고 하였다. 좋고 나쁨, 즐거움과 고통과 같은 이러한 상대적인 요소를 삭제하면 중심의 근원만이 드러나게 된다.

104절- <81번째 명상>
_ '나는 모든 곳에 있다'에 집중

विहाय निजदेहास्थां सर्वत्रास्मीति भावयन्।
दृढेन मनसा दृष्ट्या नान्येक्षिण्या सुखी भवेत्।१०४।

비하야 니자데하스탐 사르바트라스미티 바바얀|
드리데나 마나사 드리쉬트야 난예크쉰야 수키 바베트|104|

자신의 몸에 대해 생각하는 것을 포기하고,
확고한 마음으로 '나는 모든 곳에 있다' 라고 명상하라.
다른 것을 보지 않는 존재를 알면 행복이 드러난다.

주해

이 절은 정확하게 이해하는 것이 중요하다. 자신의 몸을 생각하는 것을 포기하라고 하여 진짜로 몸에 관여하지 않고 사는 사람들이 있기 때문이다. 그것은 이 절을 잘못 해석한 것이다. 확고한 마음으로 '나는 모든 곳에 존재한다' 라는 의식의 명상이 진행되면, 자연스럽게 몰입되어 몸은 더욱 편해지고 오히려 더 좋아지는 것이다. 진정으로 좋은 명상은 자연스럽게 몸의 상태를 좋게 만들어 준다.

명상을 하게 되면 우리 몸의 모든 상태는 휴식을 취하게 되는데, 그로 인해 몸은 스트레스로부터 자유롭게 되며, 모든 곳에 편재하는 편안한 의식을 맞이하게 된다. 그러할 때 다른 외부적인 생각들은 끼여

들 수가 없게 되는 것이다. 오직 그 자신의 존재만이 모든 것을 자각하기 때문이다.

105절 - <82번째 명상>
_ 가장 높은 지식에 집중

घटादौ यच्च विज्ञानमिच्छद्यं वा मामान्तरे।
नैव सर्वगतं जातं भावयन्निति सर्वगः।१०५।

가타다우 야짜 비그야나미차드얌 바 마만타레ㅣ
나이바 사르바가탐 자탐 바바얀니티 사르바가흐ㅣ105ㅣ

**충격이나 욕망을 유추하는 그런 지식에 명상하면서
내면에서뿐만 아니라 어디에나 존재하는 이는
모든 곳에 퍼져 있게 된다.**

주해

이 절은 명상의 내면적이거나 외면적인 둘 다의 삶을 말하고 있다. 우리의 삶은 다양한 방면과 연결되어 있다. 내면의 고요와 외면의 격동 둘 다를 명상하려면 무엇보다 자신이 안정된 상태가 되는 것이 첫 번째이다.

106절 - 주관과 객관의 관계에 집중

ग्राह्यग्राहकसंवित्तिः सामान्या सदेहिर्वनाम ।
योगिनां तु विशेषोऽस्ति संबन्धे सावधानता ।१०६।

그라흐야그라하카삼비띠흐 사만야 사데히르바남 |
요기남 투 비셰쇼아스티 삼반데 사바다나타 | 106 |

주관과 객관의 의식은 누구에게서나 합일된다.
그러나 요가 수행자는
특히 이러한 관계에 대해 놓치지 말아야 한다.

주해

　주관과 객관의 의식이 하나로 합일된다는 것은 보는 자가 대상에 휘말리지 않고, 그 자신의 의식을 유지하는 것이다. 즉, 그러한 상황을 놓치지 말고 자각하라는 뜻인데, 이것은 인위적으로 실천하려 한다고 해서 되는 것이 아니며, 명상을 통해 주관과 객관의 다리가 분리되지 않고 지켜볼 수 있을 때 그 이득을 얻을 수가 있는 것이다.

　요가 수트라의 2장 23절은, "보는 자와 보는 대상이 하나되는 것은 자신의 본성을 자각하기 때문이다."라고 하였으며, 2장 26절에서는, "끊어지지 않는 분별의 지혜는 무지를 제거하는 수단이다."라고 하였다.

107절- <83번째 명상>
_의식에 집중

स्ववदन्यशरीरेऽपि संवित्तिमनुभावयेत् ।
अपेक्षां स्वशरीरस्य त्यक्त्वा व्यापी दिनैर्भवेत् ।१०७।

스바바단야사리레아피 삼비띠마누바바예트|
아펙샤 스바사리라스야 트약트바 브야피 디나이르바베트|107|

자신이 소유하고 다른 사람들도 소유한 그 의식에 명상하라.
그럼으로써 모든 육체적인 기대를 포기하는 이는
시간의 진행 속에서 모든 것에 스며들어 있으리라.

주해

　인간의 내면 의식에 명상을 하는 이는 육체를 통제하고 넘어서며, 이 절에서처럼 육체적인 기대를 포기하는 이는 몸이 정신과 연결되어 강하게 집중되어 있다. 그러한 이들은 시간이 진행되는 가운데서도 자신을 잃지 않고 모든 것에 스며들게 된다.

108절 - <84번째 명상>
_ 지지 받지 않는 마음에 집중

निराधारं मनः कृत्वा विकल्पान्न विकल्पयेत् ।
त्दात्मपरमात्मत्वे भैरवो मृगलोचने ।१०८।

니라다람 마나흐 크리트바 비칼판나 비칼파예트 |
트다트마파라마트마트베 바이라보 므리갈로차네 | 108 |

오 가젤의 눈을 한 존재여,
마음이 의지하는 모든 것으로부터 벗어나 모든 비칼파를 제어하라.
그러면 바이라바의 상태 속에서 지고의 아트만이 되리라.

주해

　넓은 초원에서 먼 곳을 바라보며 뛰는 가젤처럼 모든 생각과 상념인 비칼파로부터 벗어난다면, 이것은 개인 의식인 사비칼파를 넘어 우주 의식인 니르비칼파의 상태, 즉 바이라바의 상태에 도달하는 것이며, 참 나인 아트만이 되는 것이다. 그것은 섬세하지만 예민한 내면 세계로의 명상 여행이 진행되어야만 한다.

109절 - <85번째 명상>
_ 절대 존재 시바 신과 동일화 된 것에 집중

स्वज्ञः सर्वकर्त्ता च व्यापकः परमेश्वरः।
स एवाहं शैवधर्मा इति दाढर्याद्भवेच्छिवः।१०९।

사르바그야흐 사르바카르따 차 브야파카흐 파라메스바라흐│
사 에바함 사이바다르마 이티 다르드야드바베치바흐│109│

나는 모든 곳에 동시에 존재하며, 전지전능한 지고의 주이니,
실로 나는 누워 있으며, 시바의 본성과 같도다.

주해

  참 나는 무소부재(無所不在)하며, 전지전능(全知全能)하며, 모든 곳에 널리 편재(遍在)해 있으며, 모든 것이 가능하다고 하였다. 이 절에서 '누워있다' 라는 것은 움직이지는 않지만 모든 것을 포함한다는 뜻이다. 시바 신은 깊은 히말라야의 동굴 안에서 끊임없이 명상을 하고 있지만 모든 움직임을 관조(觀照)하고 있다고 전설적으로 알려져 있다.
  정중동(靜中動)의 상태는 누구에게나 바이라바와 시바의 순수 의식이 존재하고 있다는 뜻이기도 하다.

110절 - <86번째 명상>
_ 근원과 동일화된 것에 집중

जलस्येवोर्मयो वह्नेज्र्वालाभङ्ग्यः प्रभा रवेः ।
ममैव भैरवस्यैता विश्वभङ्ग्यो विभेदिताः ।११० ।

잘라스예보르마요 바흐네르즈발라방그야흐 프라바 라베흐ㅣ
마마이바 바이라바스야이타 비스바방그요 비베디타흐ㅣ110ㅣ

물에서 파도가 일어나듯이, 태양에서 광선이 나오듯이,
마찬가지로 우주의 다른 영향력을 창조하는 바이라바의 흐름은
실로 나의 근원이다.

주해

 물과 파도는 둘이 아니다. 태양과 빛은 둘이 아니다. 바라보는 이와 바라보는 과정, 또는 바라보는 대상은 둘이 아니다. 이러한 불이일원론(不二一元論)의 가르침은 인도의 베단타 수행자나 불교의 선가(禪家)에서 유일하게 알려져 있는 귀중한 지혜이기도 하다. 비그야나 바이라바 탄트라의 오래된 가르침은 이것에 대해 아직도 원시 상태의 가르침 그대로를 전달하고 있다.

111절 - <87번째 명상>
_ 빙빙 도는 것에 집중

भ्रान्त्वा भ्रान्त्वा शरीरेण त्वरितं भुवि पातनात् ।
क्षोभशक्तिविरामेण परा संजायते दशा ।१११।

브란트바 브란트바 사리레나 트바리탐 부비 파타나트 |
크쇼바삭티비라메나 파라 삼자야테 다사 | 111 |

땅바닥에 넘어질 정도로 몸을 빙빙 돌리면서
동시에 동요되는 에너지를 만들라.
지침반이 멈춰지면 지고의 상태가 드러난다.

주해

　이 빙빙 도는 방법은 수피의 춤이나 티벳의 운동법, 중국 무술의 팔괘장 또는 현대의 비보이들의 브레이크 댄스 등에서 모두 에너지를 가중시키고 마음의 상태를 동시에 풀어 주는 역할을 한다. 이러한 빙빙 도는 상태가 멈춰질 때 깊은 내면의 상태가 드러나게 된다. 하지만 이것은 몸의 움직임뿐만이 아니라 명상으로 들어간 상태에서 진행되어야 한다는 전제가 필요하다.

112절 - <88번째 명상>
_ 잘못된 자각에 집중

आधारेष्वथवाऽशक्त्याऽज्ञानाच्चित्तलयेन वा ।
जातशक्तिसमावेशक्षोभान्ते भैरवं वपुः ।११२।

아다레쉬바타바아삭트야아그야나찌딸라예나 바ㅣ
자타삭티사마베삭쇼반테 바이라밤 바푸흐ㅣ112ㅣ

무지함으로 대상을 인식하지 못하는 것에 몰입되거나
잘못된 인식으로써 대상의 잘못된 자각에 몰입되어
마음이 녹아 들면, 동요됨의 끝이 그것의 흡수로 귀결되어
거기에서 바이라바의 형상이 나타난다.

주해

　우리는 언제나 무지함으로부터 벗어나려는 윤리적인 강령을 몸에 부착시키고 있다. 그것이 올가미로 부여될 수가 있는데도 말이다. 이 절은 오히려 그러한 잘못된 자각의 끝까지 파고 들어 녹여 버리라는 비전된 가르침을 부여하고 있다. 많은 사람들은 이러한 과정에서 대부분 포기하고 멈추어 버린다. 삶의 과정은 언제나 존 버니언의 천로역정(天路歷程)처럼 많은 과정을 통하여 그 자신이 안정되고 단단해지고 강해지는 것이다. 바이라바의 형상이란 절대적인 순수 의식을 말하는 것이다.

113절 - <89번째 명상>
_ 확고하게 응시하는 것에 집중

संप्रदायमिमं देवि शृणु सम्यग्वदाम्यहम् ।
कैवल्यं जायते सद्यो नेत्रयोः स्तब्धमात्रयोः ।११३।

삼프라다야미맘 데비 스리누 삼야그바담야함 ।
카이발얌 자야테 사드요 네트라요흐 스타브다마트라요흐 ।113।

오 데비여 들어라, 내가 그대에게
절대의 완전함으로 이 비밀스러운 전통을 말하나니,
만일 눈이 고정되어 확고하게 응시하면
즉시 자유의 해탈인 카이발야가 일어날 것이다.

주해

눈으로 확고하게 응시하는 방법을 요가에서는 **트라탁**이라고 한다. 이 눈이 고정되는 것은 이미 자신의 내면 의식이 집중되어 있다는 것이다. 이러한 집중 의식이 확고하게 이어질 때 해탈이 일어난다고 하였다. 그것은 단순히 눈이 고정되어 집중되어 있는 것으로 인하여 해탈이 얻어지는 것이 아니라, 의식이 자유로운 상태가 되었을 때 일어나는 결과물인 것이다.

114절 - 내면의 소리인 아나하드 나다에 집중

संकोचं कर्णयोः कृत्वा ह्यधोद्वारे तथैव च ।
अनच्कमहलं ध्यायन्विशेद्ब्रह्म सनातनम् ।११४ ।

삼코참 카르나요흐 크리트바 흐야도드바레 타타이바 차 l
아나츠카마할람 드야얀비세드브라흐마 사나타남 l114l

귀를 막고, 동시에 하부의 배출 기관을 막은 다음
내면의 소리인 아나하드의 공간에 명상함으로써
존재는 영원한 브라흐마에 녹아 든다.

주해

라자요가 명상의 핵심 수행법 중의 하나가 바로 귀를 막고 내면의 소리를 듣는 나다이다. 아나하드라는 것에 대해 카비르는 노래하기를, "특이한 음악을 듣는다, 마치 종소리처럼 들리나니, 종을 울리는 이는 아무도 없는데"라고 하였다. 내면의 다양한 나다 소리를 얻어 아나하드의 공간에 명상함으로써 창조주인 브라흐마에 녹아 드는 것이다.

115절 - <90번째 명상>
_깊은 우물에 집중

कूपादिके महागर्ते स्थित्वोपरि निरीक्षणात् ।
अविकल्पमतेः सम्यक् सद्यश्चित्तलयः स्फुटम् ।११५।

쿠파디케 마하가르테 스티트보파리 니릭샤나트 |
아비칼파마테흐 삼약 사드야스치딸라야흐 스푸탐 | 115 |

깊은 심연에 서서 확고히 아래를 바라보라.
그러면 마음은 전체적으로 비칼파로부터 자유를 얻고,
즉시 녹아 들 것이다.

주해

깊은 심연이라는 것도 궁극적으로는 외부적인 공간이다. 그것에 깊이 있게 몰입하면 마음은 상상하는 비칼파로부터 벗어나게 되는 것이다.

116절- <91번째 명상>
_모든 것에 편재하는 실체에 집중

यत्र यत्र मनो याति बाह्ये वाभ्यन्तरेऽपि वा ।
तत्र तत्र शिवावस्था व्यापकत्वात्क्व यास्यति ।११६।

야트라 야트라 마노 야티 브라흐예 바브얀타레아피 바ㅣ
타트라 타트라 시바바스타 브야파카트바트크바 야스야티ㅣ116ㅣ

내면적으로나 외부적으로 마음이 움직일 때마다 거기에서
모든 곳으로 퍼지는 시바의 상태로 갈 것이다.

주해

  마음이 내면적으로나 외면적으로 움직일 때마다 모든 곳에 존재하는 시바의 절대적인 의식 상태를 체득하게 된다는 것이다. 의식은 안과 밖이 없다. 문다카 우파니샤드 2장 2절에서는, "참 나는 스스로 빛나며, 형체가 없으며, 기원이 없으며, 안과 밖 양쪽 모두에 존재한다. 호흡도 없고, 마음도 없으며, 실로 순수하며, 발현되지 않은 우주의 원인마저도 넘어서 있다."라고 하였다.

117절 - <92번째 명상>
_ 심오한 의식을 도달한 이 푸르나트바에 집중

यत्र यत्रा क्षमार्गेण चैतन्यं व्यज्यते विभोः।
तस्य तन्मात्रधर्मित्वाचिल्लयाद्धरितात्मता ।११७।

야트라 야트라 크샤마르게나 차이탄얌 브야쟈테 비보흐 |
타스야 탄마트라다르미트바칠라야드바리타트마타 | 117 |

지고의 존재와 같은 본성의 대상에 명상함으로써
의식이 눈의 경로를 통하여 이끌면
마음은 몰입되고 푸르나트바의 상태를 경험한다.

주해

 푸르나트바는 '심오한 의식의 상태를 실현한 이' 라는 뜻으로서, 지고의 본성에 대하여 명상으로 이끌어 눈의 경로를 어떻게든지 자유롭게 한다.

118절- <93번째 명상>
_ 창조인 브라흐마의 상태에 집중

क्षुताद्यन्ते भये शोके गह्वरे वा रणाद्द्रुते ।
कुतूहले क्षुधाद्यन्ते ब्रह्मसत्तामयी दशा ।११८।

크슈타드얀테 바예 소케 가흐바레 바 라나뜨루테 ।
쿠투할레 크슈다드얀테 브라흐마사따마이 다사 ।118।

재채기가 시작하고 끝날 때, 괴로움, 슬픔, 혼돈이 일어날 때,
전쟁에서 도망칠 때, 호기심이 생길 때, 배고픔을 참을 때,
그러한 상태는 브라흐마의 외부적인 것이다.

주해

이 절은 몸과 마음의 상태에 대한 확실한 예를 들어 가르침을 주고 있다. 재채기가 나거나, 괴롭거나, 슬프거나, 혼돈이 일어나거나, 전쟁에서 도망칠 때나, 배고프거나, 호기심이 생길 때에도 이러한 외부적인 상태로부터 내면의 창조가 일어나는 브라흐마의 상태에 집중할 수 있어야 한다고 말하는 것이다. 신경 생리학이나 신체 심리학적으로 그러한 상태는 고통으로부터 벗어날 수 있는 징조를 발견하는 것이다.

스판다카리카 경전 1장 22절에, "극도의 분노나 기쁨의 경험이나 막다른 난국에 빠졌을 때, 아무것도 할 수가 없을 때, 그의 삶에서 도망

치지 않을 수 없을 때 극도의 자각의 상태인 **스판다**가 일어나는데 이 때 성스러운 의식의 창조적인 움직임이 일어난다."라고 하였다.

119절 - <94번째 명상>
_ 기억에 집중

वस्तुषु स्मर्यमाणेषु दृष्टे देशे मनस्त्यजेत् ।
स्वशरीरं निराधारं कृत्वा प्रसरति प्रभुः ।११९।

바스투슈 스마르야마네슈 드리쉬테 데세 마나스트야제트 |
스바사리람 니라다람 크리트바 프라사라티 프라부흐 | 119 |

자신이 어려서 고향에서 겪었던 일과 같이
과거의 잊지 못할 기억의 대상들로부터 벗어나
그 마음으로부터 떠나라.
그러면 언제나 동시에 존재하는 강력한 주인이 나타난다.

주해

 가장 미세한 상태의 기억으로서 떨쳐 버릴 수 없는 것이 어린 시절 고향의 기억이며, 그 외에도 강하게 남아 있는 여러 기억들은 쉽게 떨쳐 버릴 수가 없다. 그러나 내면의 순수한 의식은 가장 강한 내면 의식의 주인으로서 그 자신의 새로운 기억을 부여하며, 새로운 고향과 삶을 얻도록 전환시켜 준다.

120절- <95번째 명상>
_지고의 에너지 운마니에 집중

क्वचिद्वस्तुनि विन्यस्य शनैर्दृष्टिं निवर्तयेत् ।
तज्ज्ञानं चित्तसहितं देवि शून्यालयो भवेत् ।१२० ।

크바치드바스투니 빈야스야 사나이르드리쉬팀 니바르타예트 |
타즈그야남 치따사히탐 데비 순얄라요 바베트 |120|

오 여신이여, 순간적으로 어떤 대상에 시선을 주고
천천히 그 대상에 대한 지식과 인상을 물러나게 하는 이는
텅 빈 상태에 거하리라.

주해

　이 절은 지고의 에너지인 **운마니**에 대한 집중을 말하고 있는데, 여기에 비밀이 감추어져 있다. 그것은 사물을 직시하고, 그 사물에 대한 인상과 기억으로부터 물러나 텅 비게 하는 고도의 방법이다.

　사물의 인상으로부터 벗어나기 위해서는 먼저 명상을 통하여 인상과 지식의 단계로부터 독립되는 것이 중요하다. 그러한 반복으로 인해, 어느 순간 그 자신이 텅 비어 있다는 것을 자각하게 된다. 실제로 이러한 방법을 익히기 위해서는 좋은 선생의 개인적인 전수가 필요하다.

121절 - <96번째 명상>
_ 직관에 집중

भक्त्युद्रेकाद्विरक्तस्य यादृशी जयते मतिः।
सा शक्तिः शाङ्करी नित्यं भावयेत्तां ततः शिवः।१२१।

박트유드레카드비락타스야 야드리시 자야테 마티흐ㅣ
사 삭티흐 상카리 니트얌 바바예땀 타타흐 시바흐ㅣ121ㅣ

상카라의 삭티로 알려진 완전하게 분리된 존재에 대한
열렬한 헌신으로 직관은 나타나는 것이니,
규칙적인 명상을 함으로써 거기에 시바는 드러나도다.

주해

절대인 **상카라**는 시바 신을 뜻하기도 하며, 바이라바를 뜻하기도 한다. 직관이란 절대를 자각하는 것인데, 이 절에서는 절대에 다가가기 위해 헌신 즉, **박티**를 통해야 한다고 말하고 있다. 직관을 가리키는 **마티**라는 말은 '수행적인 감각'이라는 뜻으로도 해석될 수 있는데 여기에는 네 가지 단계의 상태가 나타난다. 첫 번째는 감각적인 대상으로부터 자유로워지는 것이며, 두 번째는 신에게 몰입하는 것이며, 세 번째는 그 두 가지를 넘어선 더욱 순수해진 상태로 삶 전체가 직관적으로 전환이 되는 것이며, 마지막으로 네 번째는 삶 전체가 전환되어 마티인 마음과 수행적인 감각이 완전하게 분리된 존재의 열렬한 헌신,

즉 **니트얌 바바예땀 타타흐**가 되어 절대의 존재인 시바 안에 녹아 들어 **타타흐 시바**가 되는 것이다.

122절 - <97번째 명상>
_특정한 대상에 집중

वस्त्वन्तरे वेद्यमाने सर्ववस्तुषु शून्यता ।
तामेव मनसा ध्यात्वा विदितोऽपि प्रशाम्यति ।१२२।

바스트반타레 베드야마네 사르바스투슈 순야타 |
타메바 마나사 드야트바 비디토아피 프라샴야티 | 122 |

특정한 대상에 대해 인식할 때
텅 빈 상태는 모든 다른 대상들에 대하여 확립된다.
실로 특정한 대상이 계속적으로 인식되어도
마음은 고요함을 취한다.

주해

  특정한 대상을 인식한다는 것은 성스러운 소리인 만트라에 집중하거나, 호흡에 집중하거나, 몸의 감각에 집중하거나, 이지적인 분석에 집중하거나, 마음에 집중하거나, 어떤 상태에도 텅 빈 순야타의 상태에서는 순수 의식이 유지되어 마음의 고요함이 유지된다는 것이다.

123절 - <98번째 명상>
_ 순수성에 집중

किंचिज्ज्ञेयां स्मृता शुद्धिः सा शुद्धिः शम्भुदर्शने ।
न शुचिर्ह्यशुचिस्तस्मान्निर्विकल्पः सुखी भवेत् ।१२३।

킴치즈그야이르야 스므리타 수띠흐 사 수띠흐 숨부다르사네 |
나 수치르흐야수치스타스만니르비칼파흐 수키 바베트 | 123 |

잘 알지 못하는 사람들이 순수하다고 믿는 것들이
시바를 경험한 이에게는 순수한 것도 비 순수한 것도 아니다.
비칼파로부터 니르비칼파가 나오는 것은
기쁨을 얻은 이의 정화로 일어나는 것이다.

주해

　비 순수성으로부터 순수성으로, 비칼파로부터 니르비칼파로, 개인의 식으로부터 우주 의식으로 전환되는 것은 한계로부터 한계 없음으로 전환되는 것이다. 우주 의식인 니르비칼파의 본성은 바로 절대 지복의 식, '사트 치트 아난다' 이다. 브리하드아란야카 우파니샤드 1장 3편 22 절에서는 이러한 것을, "진실이 아닌 것에서 진실로 이끄소서, 어둠에서 빛으로 이끄소서, 필멸에서 불멸로 이끄소서." 라고 표현하였다.

124절 - <99번째 명상>
_ 둘이 아닌 것에 집중

सर्वत्र भैरवो भावः सामान्येष्वपि गोचरः।
न च तद्व्यतिरेकेण परोऽस्तीत्यद्वया गतिः।१२४।

사르바트라 바이라보 바바흐 사만예쉬바피 고차라흐।
나 차 타드브야티레케나 파로아스티트야드바야 가티흐।124।

바이라바의 실제는 어디에나, 누구에게나 거하는 것이니,
'그보다 더한 것은 아무것도 없다'에 명상하는 이는
이원성으로부터 벗어난 상태에 도달한다.

주해

바이라바는 절대이며, 참 나이며, 어디에나 누구에게나 존재하며, 그보다 더 한 것은 없다고 하였다. 이것은 바가바드 기타 2장 17절에서, "알아라, 이 모든 것에 편재하는 불멸이 있음을. 그 무엇도 이 불멸의 그것을 부서지게 할 수는 없다."라고 한 것과 같다.

125절 - <100번째 명상>
_동등한 것에 집중

समः शत्रो च मित्रे च समो मानावमानयोः।
ब्रह्मणः परिपूर्णत्वादिति ज्ञात्वा सुखी भवेत्।१२५।

사마흐 사트로 차 미트레 차 사모 마나바마나요흐|
브라흐마나흐 파리푸르나트바디티 그야트바 수키 바베트|125|

스스로 완전하게 되는 브라흐만을 아는 이는
친구와 적, 명예와 불명예의 구분이 없이
지고의 기쁨을 얻는다.

주해

친구와 적, 명예와 불명예의 이중성의 구분이 없이 스스로의 빛을 발휘하는 브라흐만의 지고의 희열을 얻으라는 것이다. 바가바드 기타 2장 45절에서는, "이원성을 벗어나 항상 선의 밝음 속에 든든히 서서 가진 것들에 의지하지 말고 참 나에 확립하라."라고 하였다.

126절 - <101번째 명상>
_두 개의 반대되는 사이를 집중

न द्वेषं भावयेत्तवापि न रागं भावयेत्तवचित् ।
रागद्वेषविनिर्मुक्तौ मध्ये ब्रह्म प्रसर्पति ।१२६।

나 드베샴 바바엣트바피 나 라감 바바엣트바치트 |
라가드베샤비니르묵타우 마드예 브라흐마 프라사르파티 | 126 |

우정과 적개심의 조건에 대해 생각하지 말라.
친구와 적에 대한 구분으로부터 자유롭게 되면
지고의 의식의 본성인 브라흐마바바가 꽃피운다.

주해

 이 절 또한 이원성으로부터 벗어날 것을 말하고 있다. 독립적인 참나에 확립하여 친구에 대한 우정이나 친밀함, 적에 대한 적개심이나 전투적인 마음으로부터 떠나 자신의 진정한 지고의 본성 의식인 **브라흐마바바에 확립**하라고 하는 것이다.

127절- <102번째 명상>
_ 알 수 없는 공간인 바이라바에 집중

यद्वेद्यं यद्ग्राह्यं यच्छून्यं यदभावगम् ।
तत्सर्वं भैरवं भाव्यं तदन्ते बोधसंभवाः ।१२७।

야다베드얌 야다그라흐얌 야춘얌 야다바바감 ।
타트사르밤 바이라밤 바브얌 타단테 보다삼바바흐 ।127।

모든 것이 텅 빈 상태이고, 명명하거나, 얽매어지지 않고,
상상하지 않음으로써 바이라바에 명상하면
실제로 발현이 일어난다.

주해

　모든 것이 텅 빈 상태인 진공의 순야타에서는 어떤 것과도 연결되지 않고, 어떤 것으로도 조건짓지 않으며, 그 무엇도 상상하지 않음으로써 바이라바의 본성이 발현된다. 노자 4장에서 말하기를, "도는 텅 비어 있는 것 같지만 그것은 절대로 차고 넘치지 않는다. 깊고 심오하여 만물의 근원이 되며, 날카로운 것을 무디게 하고, 얽혀진 것은 풀어 주며, 빛나는 것은 부드럽게하고, 퍼져 있는 것을 모은다. 도는 매우 깊어 있는 것같이 느껴지지 않으며, 그 깊이는 알 수 없으며, 모든 것보다 먼저이다(道沖而用之或不盈 淵兮 似萬物之宗 挫其銳 解其紛 和其光 同其塵 湛兮 似或存 吾不知誰之子 象帝之先)."라고 하였다.

128절 - <103번째 명상>
_ 외부적인 공간에 집중

नित्यं निराश्रये शून्ये व्यापके कलनोज्फिते ।
बाह्याकाशे मनः कृत्वा निराकाशं समाविशेत् ।१२८ ।

니트얌 니라스라예 순예 브야파케 칼라노즈피테 |
바흐야카세 마나흐 크리트바 니라카삼 사마비세트 |128|

영원하며, 개입되는 것이 없으며, 텅 빈 상태이며,
언제나 동시에 존재함으로써 외부적인 공간에 마음을 고정하며,
측정하거나 예상하는 것으로부터 넘어서 있는 이는
형상이 없으며 발현되지 않는 상태로 녹아 든다.

주해

계속해서 절대적인 바이라바의 본성에 대해서 표현하고 있다. 많은 경전들로부터 언급된 절대의 상태에 대해 이 경전 비그야나 바이라바 탄트라는 수행적인 견지에서 반복적으로 말하고 있다. 바이라바의 본성은 영원하며, 어떠한 것도 개입되지 않은 자유로운 상태이며, 언제나 어디서나 편재(遍在)하지만 외부적인 공간에 집중할 수 있는 정중동(靜中動)의 상태이며, 인식 능력으로 판단하거나 예상으로 측정해서 형태짓기 어려우며, 발현되지 않은 미발현의 상태로 녹아 들며, 표현된 모든 것이지만 그 근원은 텅 빈 순야타이다.

129절 - <104번째 명상>
_ 생각이 없는 것에 집중

यत्र यत्र नामे याति तत्तत्तेनैव तत्क्षणम् ।
परित्यज्यानवस्थित्या निस्तरङ्गस्ततो भवेत् ।१२९।

야트라 야트라 마노 야티 타따떼나이바 타트크샤남 |
파리트야쟈나바스티트야 니스타랑가스타토 바베트 |129|

마음이 머무는 곳마다 그것을 순간적으로 내버리게 되면
마음은 어떤 도움 없이 장애로부터 벗어난다.

주해

이 방법은 수행법 중 가장 많이 알려진 '마음을 놓고, 떠나고, 버리기' 와 같은 수많은 방법론을 양산한 기법이다. 어떻게 하면 우리의 마음이 생각과 대상으로부터 자유로울 수 있을까? 들고 있는 생각이나 마음을 이 절에서 말했듯이 순간적으로 놓아 버리거나 내버리게 된다면 자신이 가지고 있는 장애는 떨어져 나오는 것이다.

나는 이 방법을 자신의 심리적인 방법으로 사용하는 것보다, 편안하게 눈을 감고 앉아 생각이 계속해서 일어나더라도 개의치 말고 호흡 소리를 생각하면서 실천하라고 권하고 싶다.

이것이 익숙해지면 눈을 뜬 상태에서나, 걸어 다닐 때나, 언제 어디서라도 자신을 관조하고 호흡 소리를 생각할 수가 있게 된다. 그러한 가운데 생각이 엷어지고 순간적으로 고요해진다면, 바로 마음의 장애로부터 벗어날 수가 있기 때문이다.

130절 - <105번째 명상>
_ 절대 존재, 바이라바라는 말에 집중

भया सर्वं रवयति सर्वदो व्यापकोऽखिले ।
इति भैरवशाब्दस्य सन्ततोच्चारणाच्छिवः ।१३० ।

바야 사르밤 라바야티 사르바도 브야파코아킬레 |
이티 바이라바사브다스야 산타토차라나치바흐 |130|

바이라바는 모든 두려움과 근심을 몰아낸 이, 큰소리로 우는 이,
모든 것을 주는 이, 전체 우주에 스며들어 있는 이를 나타내나니,
끊임없이 바이라바라는 말을 반복하는 이는 시바와 합일된다.

주해

　바이라바에서 '바이' 는 산스크리트어로 빛 또는 의식을 의미하며, '라바' 는 연결하는 행위를 의미하는 것으로서 이 뜻은 '전체 우주를 연결하는 의식의 빛' 이라고 해석할 수 있다. 바이라바는 모든 한계된 사고와 행위를 넘어서서 두려움이나 근심을 몰아내는 이, 인간적인 아픔을 이해하며 우는 이, 모든 것을 주는 이, 모든 것에 스며들어 있는 이를 말하며, 또한 한계 없는 시바와 하나가 되는 이를 말한다. 이것은 초월적인 신과 인격화된 신, 그 둘을 다 말하는 것이다. 이 절에서 바이라바는 한계 없이 초월적이면서 동시에 동정심에 가득 찬 인격적인 신의 양면 모두를 의미한다.

131절- <106번째 명상>
_가장 높은 실체인 타트에 집중

अहं ममेदमित्यादि प्रतिपत्तिप्रसङ्गतः।
निराधारे मनो याति तद्ध्यानप्रेरणाच्छमी ।१३१।

아함 마메다미트야디 프라티파띠프라상가타흐।
니라다레 마노 야티 타뜨야나프레라나차미।131।

지고의 발현에 영감을 받은 명상으로 인해,
"나 이다, 이것은 나의 것이다."와 같이 선포할 때
마음은 어떤 것에도 도움받지 않는다.

주해

　니라다레는 흔적이 없는 초월적인 우주 의식인 니르비칼파를 표현한 것으로서 무지와 지혜가 동시에 공존하는 상태를 말하며, 삼크야 철학에서는 이것을 절대적인 자아 푸루샤라고 하였다. 이 절에서 '타트' 이자 절대의 상태인 바이라바는 개인적인 영향을 받는 감각 기관, 행위, 에고, 마음의 작용, 이지적인 차원 등, 그 모든 것이 '나' 라고 하는 존재의 한계된 차원으로부터 영향을 받지 않는다고 한 것이다.

132절 - <107번째 명상>
_ 성스러운 요소에 집중

नित्यो विभुर्निराधारो व्यापकश्चाखिलाधिपः ।
शब्दान् प्रतिक्षणं ध्यायन् कृतार्थोऽर्थानुरूपतः ।१३२।

니트요 비부르니라다로 브야파카스차킬라디파흐 |
사브단 프라틱샤남 드야얀 크리타르토아르타누루파타흐 |132|

**영원함, 동시에 어디서나 존재함, 도움받지 않음, 모든 것에 퍼져 있는,
우주의 주인, 이러한 말에 매 순간 명상하는 이는
그 의미와 일치됨을 실현한다.**

주해

  우주적인 소리는 만트라라고 하며, 우주적인 진리 또는 경전은 수트라라고 하는데, 우주적인 것들 중에 가장 중요한 말들은 진리, 영원함, 모든 곳에 동시에 존재함, 어떤 것도 도움받지 않는 자체 충족, 모든 것에 퍼져 있음, 우주의 주인 등이다. 이 절은 우주적인 중요한 말들, 즉 보편적인 진리에 대해 깊이 있게 명상함으로써 그 의미와 일치된다는 것을 말하고 있다. 이것은 요가 수트라 2장 48절에서, "니르비차라 삼매에서 지혜는 진리로 가득 차 있다."라고 말한 것과 다르지 않다.

133절 - <108번째 명상>
_ 세상의 환영적인 본성에 집중

अतत्त्वमिन्द्रजालाभमिदं सर्वमवस्थितम् ।
किं तत्त्वमिन्द्रजालस्य इति दार्ढ्याच्छमं व्रजेत् ।१३३।

아타뜨바민드라잘라바미담 사르바마바스티탐 |
킴 타뜨바민드라잘라스야 이티 다르드야차맘 브라제트 |133|

이 세상은 마술같이 현혹시키며, 어떤 본질도 회피한다.
본질은 환영 속에 존재하는가?
이것에 대해 확고하게 아는 이는 평온함을 얻는다.

주해

 이 세상은 마야와 같다고 하였다. 마야란 환영(幻影)을 실체라고 믿는 것인데, 이것은 우리가 극장에서 영화를 볼 때 그 영화가 마치 사실인 것처럼 느끼는 것과 같다. 그리고 영화가 끝나고 극장에서 나올 때쯤이면 우리는 다시 현실 세계로 돌아오게 된다. 이와 같이 모든 사물을 바라보는 대상은 바로 자신의 생각과 인상에서부터 유래되었다는 것을 알고, 자각하고 훈련하는 것이 중요하다.
 진정으로 그림자가 사라졌다면 그림자의 잔상이 남아 있을까? 그림자가 사라졌다는 것은 반복되는 생각과 인상과 그 인상으로부터 연결되는 모든 기억의 고리로부터 진행되는 마음의 연결 고리가 끊어졌다는 것이다. 이것에 대해 베단타의 위대한 철학은, "빛이 오면 어둠은 사라지듯이 진리의 빛이 일어나면 무지의 어둠은 사라진다."라고 하였다.

134절 - <109번째 명상>
_ 불변하는 참 나에 집중

आत्मनो निर्विकारस्य क्व ज्ञानं क्व च वा क्रिया ।
ज्ञानायत्ता बहिर्भावा अतः शून्यमिदं जगत् ।१३४।

아트마노 니르비카라스야 크바 그야남 크바 차 바 크리야 |
그야나야따 바히르바바 아타흐 순야미담 자가트 | 134 |

어떻게 아트만의 불변하는 지혜와 행위에 도달할 수 있을까?
모든 외부적인 대상은 지혜의 통제 아래에 있다.
그러므로 이 세상은 텅 빈 것이다.

주해

어떻게 불변의 아트만인 참 나에 도달하는가? 그것은 지혜의 길을 통해서만 가능하다. 그 지혜의 길로 통하는 가장 중요한 수단은 무엇인가? 그것은 명상이다. 그러할 때 이 세상을 순수 의식의 텅 빈 진공에서 바라볼 수가 있는 것이다. 어찌보면 명상도 하나의 한계와 속박을 만들지 모른다. 그러나 지혜에 이르는 가장 가까운 방법이 될 수 있는 것은 사실이다.

135절- <110번째 명상>
_ 한계 지우지도 않고 속박되지도 않는다

न मे बन्धो न मो क्षो मे भीतस्यैता विभीषिकाः।
प्रतिबिम्बमिदं बुद्धेर्जलेष्विव विवस्वतः।१३५।

나 모 반도 나 모 크쇼 메 비타스야이타 비비쉬카흐 |
프라티빔바미담 부떼르잘레쉬비바 비바스바타흐 |135|

나를 위한 속박과 자유가 있다. 이러한 것들은
겁쟁이들을 놀래키며, 태양이 물 속에 반사되는 것처럼
이지(理智)를 반사시킨다.

주해

나를 속박시키는 것은 생각의 한계이다. 어떻게 하면 그것으로부터 벗어날 수가 있을까? 프라그야 파라미타 흐리다야 수트라, 즉 반야심경(般若心經)에서는, "인식도 없고, 지켜보는 것도 없다. 그러므로 인식 그 자체도 없는 것이다(無智亦無得 以無所得故)."라고 하였다. 이지인 부띠는 지혜로써 모든 상대적인 요소를 넘어서서 존재하는 것이다.

136절 - <111번째 명상>
_ 감각으로부터 벗어남

इन्द्रियद्वारकं सर्वं सुखदुः खादिसङ्गमम् ।
इतीन्द्रियाणि संत्यज्य स्वस्थः स्वात्मनि वर्तते ।१३६।

인드리야드바라캄 사르밤 수카두흐 카디상가맘 |
이틴드리야니 삼트야쟈 스바스타흐 스바트마니 바르타테 | 136 |

인지의 모든 문은 감각의 접촉을 통하여 고통과 즐거움을
만드나니, 감각적인 대상을 내버리고 내면으로 파고드는 이는
자신의 내부에 거한다.

주해

  모든 감각을 넘어서서 자신의 내면으로 몰입하는 이는 인지력과 감각의 접촉으로부터 오는 즐거움과 괴로움의 이원성(二元性)으로부터 자유롭다. 요가 바시쉬타 6. 78. 31에서는, "의식의 빛 속에 녹아 든다는 것은 감각과 마음과 이지의 활동이 끝난다는 것이다."라고 하였으며, 바가바드 기타 6장 21절에서는, "감각을 넘어서서 지성에 의해 지각할 수 있는 지극한 기쁨을 알 때 실체로부터 조금도 벗어나지 않고 확고하게 자리잡는다."라고 하였다.

137절 - <112번째 명상>
_ 아는 자와 아는 대상에 집중

ज्ञानप्रकाशकं सर्वं सर्वेणात्मा प्रकाशकः ।
एकमेकस्वभावत्वात् ज्ञानं ज्ञेयं विभाव्यते ।१३७।

그야나프라카사캄 사르밤 사르베나트마 프라카사카흐ㅣ
에카메카스바바바트바트 그야남 그예얌 비바브야테ㅣ137ㅣ

지혜는 모든 것을 드러내며, 모든 자아는 드러내는 자이다.
지혜에 명상하라. 그리고 하나의 존재로서 아는 자와
그것을 아는 대상에 명상하라.

주해

  그야나는 지혜를 의미하는 것으로서, 지혜는 자신의 참 나를 드러내는 도구이다. 여기에서 아는 자와 아는 대상 그 둘 다를 명상하라고 하였는데, 명상을 한다는 것은 원래 자동적으로 둘 다를 명상하는 것이다. 내향적인 주관자와 외향적이며 객관적인 대상이 명상을 통하여 자연스럽게 하나의 존재로서 진행되는 것이다.

결론

138절 - 네 개의 확립된 것을 소멸

मानसं चेतना शक्तिरात्मा चेति चतुष्टयम्।
यदा प्रिये परिक्षीणं तदा तद्भैरवं वपुः ।१३८।

마나삼 체타나 삭티라트마 체티 차투쉬타얌|
야다 프리예 파릭쉬남 타다 타드바이라밤 바푸흐|138|

오 친애하는 존재여, 마음, 인식, 생명 에너지, 개인적인 자아,
이러한 네 가지가 소멸되면, 바이라바의 상태가 나타난다.

주해

　　마나스는 마음을 말하며, **체타나**는 이지인 부띠를 말하며, **삭티**는 생명 에너지를 말하며, **아트마**는 개인적인 자아를 말한다. 이 네 가지가 소멸되면 바이라바가 드러난다.

139절- 멈추는 것의 수단

निस्तरङ्गोपदेशानां शतमुक्तं समासतः।
द्वादशाभ्यधिकं देवि यज्ज्ञात्वा ज्ञानविज्ञनः ।१३९।

니스타랑고파데사남 사타묵탐 사마사타흐|
드바다사브야디캄 데비 야즈그야트바 그야나비짜나흐|139|

오 여신이여, 나는 그대에게 112개가 넘는 방식들을
어떤 생각의 치우침 없이 단순하게 가르쳐 주었다.
이것을 아는 이들은 현명하게 될 것이다.

주해

　니스타랑가라는 것은 어떠한 마음의 파동도 없는 니르비칼파의 상태를 말하는 것이다. 위대한 스승이며 신이자 바이라바인 시바는 비전된 모든 명상의 방법들을 112가지의 가르침으로 망라하여 단순하고 명료하게 전하고 있다.

140절 - 하나의 집중에 완성

अत्र चैकतमे युक्तो जायते भैरवः स्वयम् ।
वाचा करोति कर्माणि शापानुग्रहकारकः ।१४० ।

아트라 차이카타메 육토 자야테 바이라바흐 스바얌 |
바차 카로티 카르마니 사파누그라하카라카흐 | 140 |

**이러한 것 중에서 한 가지만이라도 성취하여
바이라바의 상태에 도달한 이, 그런 이가 발설한 말은
은총 또는 저주가 될 것이다.**

주해

내면으로 몰입한 수행자의 말들은 파워가 강하다. 인도의 신화 바가바탐 중에 이런 이야기가 있다.

하루는 **파리식트** 왕이 길을 가던 중에 목이 말라 물을 마시러 어떤 집에 들어갔다. 그 집 안에는 **사미카**라는 수행자가 명상에 깊이 몰입되어 앉아 있었는데, 파리식트 왕은 수행자가 명상을 하는 중이라 말을 걸지 못하여 죽은 뱀을 그 수행자의 목에 걸어 놓았다. 수행자의 아들 **시린킨**이 그것을 보고는 왕은 뱀에 물릴 것이라고 저주를 내렸다. 그리고 나서 파리식트 왕은 정말로 뱀에 물리게 되었고, 독이 퍼져 일주일 안에 죽을 운명에 놓여졌다. 그러자 파리식트 왕은 자신의 아들

자나메자야에게 왕위를 물려주고, 나라 안에 있는 모든 수행자들을 불러 죽기 전에 가르침을 받아 진리를 깨닫고자 하였다. 처음에 파리식트 왕은 여러 가르침들에 만족하지 못하였다가 위대한 어린 수행자인 **슈크데바**를 만나 가르침을 얻은 후, 죽음을 넘어서는 지혜를 얻게 되었다.

141절- 초능력인 시띠 수행과 요가 수행의 완성

अजरामरतामेति सोऽणिमादिगुणान्वितः ।
योगिनीनां प्रियो देवि सर्वमेलापकधिपः ।१४१ ।

아자라마라타메티 소아니마디구난비타흐 ।
요기니남 프리요 데비 사르바멜라파카디파흐 ।141।

오 여신이여, 사다카는 나이듦으로부터 자유롭나니,
불멸함을 얻는다. 또한 아니마 같은 시띠가 부여되나니,
그는 모든 요기니(여성 요가 수행자)와
모든 시띠의 스승들에게 사랑받는 이가 된다.

주해

   수행자들에 대해 언급을 한 스베타스바타라 우파니샤드 2장 15절에서는, "요가를 실천한 이가 스스로 등불 같은 빛을 경험하고 브라흐만의 존재를 실현하였을 때, 그는 태어남과 죽음을 넘어서고, 변하는 모든 것을 넘어선다."라고 하였다. 이와 더불어 다양한 초능력적인 **시띠**의 힘도 함께 얻어진다.

   초능력의 힘은 **아스타 시띠**라고 하여 여덟 가지의 초능력으로 양상을 나누어 볼 수 있는데, 그것은 **아니마**(원자처럼 작아지는 것), **마히마**(거대해지는 것), **라그히마**(가벼워지는 것), **가리마**(무거워지는 것), **프라프티**(지

배하는 힘), **프라캄야**(의지의 자유), **이사트바**(모든 것을 지배), **바시트바**(모든 것을 정복하는 힘이 일어남)이다. **멜라파카**는 '하나로 된다' 라는 뜻이며, **탄트라**의 **카울라파**(派)에서는 이러한 것을 초능력적인 시띠의 수행자와 요기니가 하나가 되는 것이라고 한다.

142절 - 살아 있는 동안 자유롭기

जीवन्नपि विमुक्तोऽसौ कुर्वन्नपि न लिप्यते।
श्री देवी उवाच।
इदं यादि वपुर्देव परायाश्च महेश्वर ।१४२।

지반나피 비묵토아사우 쿠르반나피 나 리프야테।
스리 데비 우바차।
이담 야디 바푸르데바 파라야스차 마헤스바라।142।

여신이 말하였나니, 오 위대한 주여,
만일 이것이 지고의 실제의 본성이라면
그는 살아 있는 동안 자유로우며,
행동에 있어 영향받지 않습니다.

주해

　바이라바의 지고의 실제를 체득한다면, 그는 살아 있는 동안 행동을 하는 데에 영향을 받지 않는다.

143절- 누가 예배를 하는 자이며, 누가 예배를 받는 자인가?

एवमुक्तव्यवस्थायां जप्यते को जपश्च कः।
ध्यायते को महानाथ पूज्यते कश्च तृप्यति ।१४३।

에바묵타브야바스타얌 즈프야테 코 자파스차 카흐ㅣ
드야야테 코 마하나타 푸쟈테 카스차 트리프야티ㅣ143ㅣ

그러하니 오 위대한 주여, 목적이 성취됨에 있어
간원되는 것은 누구이며, 무엇이 간원될까요?
누가 예배를 받고 명상의 대상이 될까요?
누가 예배에 의해 만족될까요?

주해

진정한 수행은 예배자와 예배의 대상이 동시에 자각되는 것이다. 구루기타 78절에서는, "드야나물람 구루무르티 푸자물람 구루파담 만트라물람 구루바캄 묵샤물람 구루크리파" 즉, "스승의 형상은 모든 명상의 근원이요, 스승의 발 아래는 모든 예배의 시작이요, 스승의 말은 모든 만트라의 뿌리이며, 스승의 은총은 해탈의 근원이다."라고 노래하였다.

144절 - 예배의 거친 형태

हूयते कस्य वा होमो यागः कस्य च किं कथम् ।
श्री भैरव उवाच ।
एषात्र प्रक्रिया ब्रह्मा स्थूलेष्वेव मृगेक्षणे ।१४४ ।

후야테 카스야 바 호모 야가흐 카스야 차 킴 카탐|
스리 바이라바 우바차|
에샤트라 프라크리야 브라흐야 스툴레쉬베바 므리게크샤네144|

또한 누구에게 그러한 간원이 만들어지며,
봉헌하는 동안 바친 것들은 누구에게 봉헌되며,
어떻게 이러한 것들이 일어난 것입니까?
스리 바이라바는 말했다, 오 가젤의 눈을 가진 이여,
이러한 행위들은 실로 봉헌의 거친 형태이다.

주해

봉헌의 본질은 자신을 내맡기고 희생하는 것으로 이러한 것을 '야갸'라고 한다. 다시 말해 우리가 예배하는 궁극적인 목적은 야갸를 위한 것이라고 할 수 있다.

예배의 종류는 세 가지로 나뉘는데, 첫 번째 카르마 칸다는 행위로 바치고 예배하는 것이며, 두 번째인 **우파사나 칸다**는 제례 의식의 예배를 바치는 것이며, 세 번째인 **그야나 칸다**는 지혜를 바치고 참 나에 몰입하여 예배하는 것이다. 이렇게 모든 예배는 거친 것부터 미세한 것까지 예배를 행하는 이의 의식 수준에 따라 동시에 존재한다.

145절 - 지고의 의식에 대한 만트라의 반복적인 집중

भूयो भूयः परे भावे भावना भाव्यते हि या।
जपः सोऽत्र स्वयं मन्त्रात्मा जप्य ईदृशः ।१४५।

부요 부야흐 파레 바베 바바나 바브야테 히 야|
자파흐 소아트라 스바얌 만트라트마 자프야 이드리사흐|145|

지고의 의식의 존재함에 대해 끊임없이 명상하라.
이것은 자파이니, 그것의 소리는 실로 만트라의 본질이다.
자파는 이와 같이 된 것이다.

주해

만트라의 반복인 **자파**는 다섯 가지로 나뉜다. 리키타는 글로 반복하여 쓰는 것이며, 바이카리는 입으로 반복되어지는 것이며, 우팜수는 속삭이는 것을 반복하는 것이며, 아자파는 내면적으로 노력하지 않고 반복하는 것이며, 마나사는 마음속으로 생각하는 것이다.

가장 중요한 것은 만트라를 반복하다 보면 자연스럽게 외부적인 상태에서 내면으로 몰입된다는 것이다.

146절 - 명상의 확언

ध्यानं हि निश्चला बुद्धिर्निराकारा निराश्रया।
न तु ध्यानं शरीराक्षिमुखहस्तादिकल्पना ।१४६।

드야남 히 니스찰라 부띠르니라카라 니라스라야ㅣ
나 투 드야남 사리락쉬무카하스타디칼파나ㅣ146ㅣ

지혜가 확립되면 형상은 없고, 어떤 것도 개입되지 않으며, 명상은 명확해진다.
몸, 눈, 입, 손과 같은 것으로 신성한 형상을 상상하는 것은 명상이 아니다.

주해

부띠, 즉 이지 또는 지혜는 의식의 분별과 차이로부터 바로 벗어나 이미지나 형상을 넘어서게 하는 것이다. 결과적으로 명상은 가슴이나 배꼽이나 단전, 또는 회음 부위의 위치인 차크라와도 관계가 없다는 것을 말하고 있다. 명상은 지혜를 얻기 위해 거친 수준의 외부적인 상태로부터 중간 상태를 거쳐 미세한 상태를 넘어 초월적인 상태로 들어가게 하는 가장 좋은 수단이다.

명상에 대해 **크리쉬나무르티**는 말하기를, "명상이란 무엇인가를 성취하는 것도, 환상을 보는 것도, 감각을 자극하는 것도 아니다. 그것은 억누를 사이 없이 세차게 흘러서 범람하는 강과 같다. 그것은 애초부터 관찰자가 존재하지 않는 침묵을 가리켜 일컫는 말이다."라고 하였다.

147절 - 진정한 예배

पूजा नाम न पुष्पाद्यैर्या मतिः क्रियते दृढा ।
निर्विकल्पे महाव्योम्नि सा पूजा ह्यादराल्लयः ।१४७ ।

푸자 나마 나 푸쉬파드야이르야 마티흐 크리야테 드리다 |
니르비칼페 마하브욤니 사 푸자 흐야다랄라야흐 |147|

**예배는 꽃을 봉헌하는 것이 아니라,
지고의 의식이 확립되는 것이다.
실로 예배는 가슴에서 의식이 확립되는 것을 넘어서
니르비칼파의 위대한 용해로 이루어지도다.**

주해

   진정한 예배는 예배자와 예배 대상이 하나가 되는 것이다. 그것은 우주 의식인 니르비칼파 삼매에서 이루어지며, 이때 마하 아카사인 위대한 텅 빈 공간이 확립된다.
   탄트라로카 경전 6장 123절에서는, "예배는 한계된 시공간에서 형상, 색깔, 맛 등이 한계 없고 자유로우며, 순수한 바이라바의 의식이 되는 것이다."라고 하였다.

148절 - 완벽한 충족과 만족

अत्रैकतमयुक्तिस्थे योत्पद्येत दिनादिनम् ।
भरिताकारता सात्र तृप्तिरत्यन्तपूर्णता ।१४८।

아트라이카타마육티스테 요트파드예타 디나띠남|
바리타카라타 사트라 트리프티라트얀타푸르나타|148|

이제까지 말한 실천법 중에서 어떤 한 가지로써
목적에 도달했다면, 절대의 완전한 상태를 성취할 때까지
그것은 매일매일 창조되고, 발전된다.

주해

비그야나 바이라바 탄트라 경전에 있는 112가지의 수행법 중에 어떤 한 수행법이든지 한 가지의 수행법이 숙련되었다면 다른 방법도 매일 창조되고 발전될 것이다. 이 경전에 제시된 방식들은 고대로부터 비전(秘傳)되어 전승된 전통적인 방법론이기 때문이다. 다만 체계적인 훈련을 통하여 자신의 것으로 확립되게 하는 것이 중요하다.

149절 - 진정한 봉헌

महाशून्यालये वह्नौ भूताक्षविषयादिकम् ।
हूयते मनसा सार्धं स होमश्चेतनास्त्रुचा ।१४९।

마하순얄라예 바흐나우 부탁샤비샤야디캄 |
후야테 마나사 사르담 사 호마스체타나스루차 | 149 |

실로 봉헌물은 요소들과 감각들이 마음과 더하여져
흘러 넘칠 때 만들어진다.
위대한 텅 빈 상태의 불 속에, 의식을 국자로 사용하여
자각을 쏟아 부어 바치는 것처럼.

주해

　모든 희생의 봉헌물은 요소들과 감각들과 마음이 흘러 넘칠 때 만들어지는데, 그것은 그 자신의 의식이 높아져야만 가능한 것이다. 전통적으로 호마 의식, 또는 불 의식을 할 때에는 순수 의식을 상징하는 국자로 기름을 떠 붓는 행위를 한다.

150절 - 모든 것의 구원자

यागोऽत्र परमेशानि तुष्टिरानन्दलक्षणा ।
क्षपणात्सर्वपापानां त्राणात्सर्वस्य पार्वति ।१५० ।

야고아트라 파라메사니 투쉬티라난달락샤나 |
크샤파나트사르바파파남 트라나트사르바스야 파르바티 | 150 |

오 지고의 여신, 파르바티여,
여기 희열과 만족으로 나타난 예배는
모든 죄를 멸함으로써 모든 것을 구하리라.

주해

파르바티는 시바의 반려자이다. 예배를 통한 희열의 체득은 모든 부정적인 스트레스를 제거시키며, **크샤파나트**라고 하여 자연스럽게 죄를 사라지게 한다. 즉, 자신이 높아지면 모든 것을 구할 수가 있는 것이다.

151절 - 가장 높은 명상

रुद्रशक्तिसमावेशास्तत्क्षेत्रं भावाना परा ।
अन्यथा तस्य तत्त्वस्य का पुजा कश्व तृप्याति ।१५१।

루드라삭티사마베사스타트크셰트람 바바나 파라 |
안야타 타스야 타뜨바스야 카 푸자 카스차 트리프야티 | 151 |

최고의 명상은 존재가 루드라의 삭티 속으로
흡수되는 상태이다. 만일 그것이 아니라면
어떻게 그 요소들의 예배가 있을 수 있었으며,
누가 예배를 받을 수 있었겠는가?

주해

　최고의 명상이라는 것은 절대인 시바(루드라)로 불리는 것의 상대의 극치이자 순수 의식인 삭티로 몰입되는 상태이다. 절대는 상대 없이 드러날 수 없다. 상대 없이는 어떠한 것도 있을 수 없으며 예배자도 존재할 수 없다. 절대는 상대에 의해 표현된다. 한계 없는 것은 한계 없는 것으로 표현될 수 없기 때문이다.

152절 - 진정한 정화

स्वतंत्रानन्दचिन्मात्रसारः स्वात्मा हि सर्वतिः।
आवेशानं तत्स्वरूपे स्वात्मनः स्नानमीरितम्।१५२।

스바탐트라난다친마트라사라호 스바트마 히 사르바티흐│
아베사남 타트스바루페 스바트마나호 스나나미리탐│152│

스스로 존재하는 참 나는 실로 모든 곳에 퍼져 있는
자유의 은총이며 의식의 근원이다.
그것의 본성이나 스스로 존재하는 참 나에 흡수되는 것을
진정한 정화라고 한다.

주해

참 나는 모든 곳에 편재되어 있으며, 그 자체의 존재가 모든 것의 은총이다. 참 나의 존재를 체득하고, 체험하며, 그것에 흡수되는 것이 바로 정화이다. 인간은 수많은 과학적이고 생물학적인 과정을 통하여 진보된 존재가 되었다. 인간의 의식이 절대 존재인 사트를 자각하고, 그 의식의 결정체가 지복 의식 또는 희열 의식을 깨달을 수 있다는 것은, 인간이 실로 우주에서 가장 정화된 상태로 존재한다는 것이다.

153절- 무엇이 예배인가?

येरेव पज्यते द्रव्यैस्तप्र्यते वा परापरः।
यश्चैव पुजकः सर्वः स एवैकः क्व पूजनम्।१५३।

야이레바 푸쟈테 드라브야이스타르프야테 바 파라파라하|
야스차이바 푸자카흐 사르바흐 사 에바이카흐 크바 푸자남|153|

실로 초월적인 실제함을 예배받는 대상과 그에 대한 봉헌물,
그리고 예배하는 자는 모두 하나이며, 같은 것이다.
그렇다면 무엇이 이러한 예배인가?

주해

　예배의 수준에는 세 가지가 있는데 첫 번째는 행위를 바치는 것이며, 두 번째는 제식을 바치는 것이며, 세 번째는 참 나의 지혜의 빛을 체득하고 바치는 것이다. 보는 자와 보는 대상이 같을 때, 주관과 객관이 다르지 않을 때, 그것은 바로 보는 자와 보는 대상의 축복이 된다. 최고의 예배는 이러한 주관과 객관이 하나가 되는 것이다. 요가 수트라 2장 23절에서, "보는 자와 보는 것이 하나가 되는 것은 자신의 본성을 자각하기 때문이다."라고 하였다.

154절 - 순례의 장소

व्रजेत्प्राणो विशेजीव इच्छया कुटिलाकृतिः।
दीर्घात्मा सा महादेवी परक्षेत्रं परापरा ।१५४।

브라제트프라노 비셰찌바 이차야 쿠틸라크리티흐 |
디르가트마 사 마하데비 파락셰트람 파라파라 |154|

들이쉬는 숨과 내쉬는 숨인 프라나는 곡선의 형태로
연결되어 움직이며, 위대한 여신은 퍼져 나가나니,
내재적인 것과 초월적인 것 그 모두가 존재하는 그녀는
가장 높은 순례의 장소이도다.

주해

　우리의 몸과 마음은 위대한 성소이다. 탄트라의 가장 위대한 이론은 몸이 가장 성스러운 예배의 장소라는 것이다. 몸은 가장 미세한 것에서부터 가장 거대한 것에 이르기까지 미발현과 발현 둘 다를 다루는 위대한 장소이다. 이러한 몸에 마음은 내면으로 깊숙이 몰입되어 있으며, 그것은 다섯 개의 에너지층으로 이루어져 있다.

　그 첫 번째가 머리부위를 다루는 에너지 **우다나**, 두 번째가 가슴 부위를 다루는 **프라나**, 세 번째가 복부 부위를 다루는 **사마나**, 네 번째가 배설 부위를 다루는 에너지 **아파나**, 다섯 번째가 몸 전체를 다루는 브야나이며, 이러한 모든 에너지를 통틀어 프라나라고 한다.

쿤달리니는 몸의 코일처럼 존재하는 잠재된 에너지라고 하여, 잠들어 있는 뱀으로 비유한다. 그러다가 어느 순간 뱀이 잠에서 깨어나듯이 꿈틀거리며 에너지가 깨어난다고 하는데, 이때 신경망인 나디 전체로 에너지가 퍼져 나가는 것이다.

155절 (1) - 희열의 희생

अस्यामनुचरन् तिष्ठन् महानन्दमयेऽध्वरे ।
तया देव्या समाविष्टः परं भैरवमाप्नुयात् ।१५५-1 ।

아스야마누차란 티쉬탄 마하난다마예아드바레ㅣ
타야 데브야 사마비쉬타흐 파람 바이라바마프누야트ㅣ155-1ㅣ

지고의 희열이 가득한 이러한 희생 속에 머무는 이는
여신의 은총에 의해 바이라바의 지고의 상태에 도달한다.

주해

 절대는 결코 움직이지 않는다. 절대를 움직이게 자극하는 것은 상대이며, 상대에서 가장 섬세한 것이 삭티 에너지이다. 이러한 삭티 에너지를 바로 여신이라고 일컫는 것이다. 우리가 어떠한 의식의 에너지를 경험했을 때, 그것은 절대의 아름다운 그림자이며, 에너지이며, 그 상태의 의식이 되는 것이다.

 가장 미세하게 표현된 절대의 속성은 지복 또는 희열 의식이다. 그러한 희열 자체가 거대한 희생이며 은총인 것이다. 이것은 태양이 아무 조건 없이 그 자체로 빛과 열을 내뿜어 고귀한 생명을 창출하는 것과 같다. 어머니는 어떠한 요구도 없이 자식에게 아낌없이 준다. 우리는 어머니인 삭티 여신의 은총이 없다면 절대의 바이라바에 도달할 수 없다. 그렇기에 희열과 지복의 생명 에너지인 삭티 에너지가 위대한 것이다.

155절 (2) - 함사에 집중

सकारेण बहिर्याति हकारेण विशेत् पुनः।
हंसहंसेत्यमुं मन्त्रं जीवो जपति नित्यशः ।१५५-2।

사카레나 바히르야티 하카레나 비세트 푸나흐|
함사함세트야뭄 만트람 지보 자파티 니트야사흐|155-2|

숨을 내쉴 때는 '하' 하는 소리로,
들이쉴 때는 다시 '사' 하는 소리로 호흡하라.
개인적으로 이 특별한 만트라 함사, 이것을 항상 반복하라.

주해

여기에 가장 위대한 수행법의 비밀을 공개하고 있다. 이 절에서 말하는 함사 또는 소함의 명상 방법은 인류가 탄생했을 때부터 시작된 방법이다. 우리는 언제나 끊임없이 호흡을 하고 있다. 들이쉬고 내쉬고 하는 호흡이 없으면, 우리의 정신은 몸과 분리되는 것이다. 이 호흡 명상은 태초에 생명이 존재하면서부터 그것이 다할 때까지 계속되는 것이다. 카비르는 이것에 대해 이렇게 노래하고 있다.

"오! 그대 충실한 종복이여,
어디서 나를 찾는가?
나는 신전에도 없으며

사원에도 없나니,

카바 신전에도 없으며
카일라쉬 사원에도 없다.
의식과 제례에도 없으며
요가 수행이나 출가에도 없다.

보라! 나는 바로
그대 곁에 있다.

그대가 진정한 구도자라면
그대는 나를 볼 것이다.
그대는 매 순간마다
나를 만날 것이다.

카비르는 말한다.
"오! 구도자여,
신은 모든 생명의
숨과 숨 사이에 있다."

156절 - 계속되는 호흡에 집중

षट्शतानि दिवा रात्रौ सहस्राण्येकविंशतिः ।
जपो देव्याः समुद्दिष्टः सुलभो दुर्लभो जडैः ।१५६।

쉬트사타니 디바 라트라우 사하스란예카빔사티흐ㅣ
자포 데브야흐 사무띠쉬타흐 술라보 두를라보 자다이흐ㅣ156ㅣ

데비의 이러한 자파(호흡 소리)는 하루에 21,600번
확실하게 나타난다. 그것을 잊어버리는 동안만 아니라면,
쉽게 실천할 수 있다.

주해

이러한 호흡의 비밀을 우리는 '아자파자파' 라고 한다. 우리는 하루에 숨을 21,600번 들이쉬고 내쉬고 하는데, 호흡을 할 때는 언제나 끊임없이 이 호흡 수행을 하라는 것이다. 이것은 반복되는 호흡 만트라 '자파' 를 인위적이지 않고 자연스럽게 반복하는 것, 즉 '아자파' 하여, '호흡하듯이 자연스럽게 집중을 하라' 는 말이다.

나의 스승님은 언제나 이 호흡 명상이 자연스럽게 행해지도록 자각시켜 주었다. 음식을 먹다가도, 길을 걷다가도, 다른 생각을 하다가도, 언제나 자연스럽게 이 호흡 소리를 생각하라고 하였다. 호흡을 들이쉬고 내쉬는 한 호흡이 4초라고 하였을 때, 그것을 1분 동안 반복하면

15회가 되고, 1시간을 반복하면 900회가 되며, 24시간을 반복한다면 21,600회가 되는 것이다.

157절 - 비전(秘傳)되는 것의 필요

इत्येत्कथितं देवि परमामृतमुत्तमम् ।
एतच्च नैव कस्यापि प्रकाश्यं तु कदाचन ।१५७।

이트예트카티탐 데비 파라맘리타무따맘 ।
에타짜 나이바 카스야피 프라카샴 투 카다차나 ।157।

오 여신이여, 가장 탁월한 이 가르침은
불멸의 상태로 이끄는 것이라고 말하였나니,
실로 아무에게나 이것을 드러내서는 안 된다.

주해

이 절에서 말하는 이 위대한 가르침이란 가장 감추어진 방법론이다. 아무리 좋은 방법론이라 하여도 그것이 비전되지 않으면 값어치 없이 이해할 수가 있기 때문에 구태여 드러내지 않는 것이다. 만일 공기나 물을 돈으로 따진다면 그 값을 어떻게 환산할 수 있을까? 이러한 가치를 어떻게 이해할 수가 있을까?

바가바드 기타에서 크리쉬나는 아르주나에게 비밀된 가르침을 전할 때, "그대는 나의 친구이며 헌신자이니까."라고 말하면서, "친구에게는 비밀을 가르쳐 주지만 헌신자에게는 지고의 경험을 전달한다."라고 하였다.

158절 - 탄트라의 수행 자격

पराशिष्ये खले क्रूरे अभक्ते गुरुपादयोः।
निर्विकल्पमतीनां तु वीराणामुन्नतात्मनाम् ।१५८।

파라시쉬예 칼레 크루레 아박테 가루파다요흐ㅣ
니르비칼파마티남 투 비라나문나타트마남ㅣ158ㅣ

이러한 가르침은 사악하고 무자비한 제자들이나
구루의 발 아래 순종하지 않는 제자들이 아닌,
오직 진취적이며 자아가 제어된 이들에게만 알려져야 한다.

주해

예로부터 사람들은 한 분야의 명장(名匠) 또는 명인(明人)이 되기 위해, 또는 어떠한 지식 체계나 수행 방식, 독보적인 가르침 등을 전수받기 위해 좋은 스승 밑에서 자신의 모든 것을 바쳐 오랜 세월을 희생하고 노력해 왔었다. 그러나 이러한 귀한 가르침이 제자라는 명분 하에 이기적이거나 부분에 치중하거나 사악한 이들에게 전해진다면 그것은 왜곡된 가르침으로 변질될 수가 있다.

우파니샤드는 제자가 가르침을 받기 위해 스승에게 간곡하게 다가갔을 때 스승은 마음을 열고 비전된 가르침을 제자에게 이심전심(以心傳心)으로 전하는 것에 대해 말하고 있다.

그렇기에 스베타스바타라 우파니샤드 6장 22절에서는, "우파니샤드의 가장 높은 비밀의 가르침은 태고의 시대에 생각된 것이다. 그 비밀은 자신을 제어하지 않는 자에게 주어지지 않으며, 아들이나 제자가 아니어도 전달되지 않는다. 그러나 아들이나 제자라 하여도 마음이 통제되지 않으면 그것은 전달되지 않는다."라고 하였다.

159절 – 탄트라의 직관

भक्तानां गुरुवर्गस्य दातव्यं निर्विशङ्कया ।
ग्रामो राज्यं पुरं देशः पुत्रदारकुटुम्बकम् ।१५९।

박타남 구루바르가스야 다타브얌 니르비샹카야 |
그라모 라쟘 푸람 데사흐 푸트라다라쿠툼바캄 |159|

오 가젤의 눈을 가진 이여,
구루의 헌신자들은 조금의 의심이나 주저함이 없나니,
그들은 아들, 부인, 친척들, 가정, 마을, 국가에 대한 마음을
내려두고, 전수를 받아야 한다.

주해

스승을 말하는 구루의 산스크리트어 '구' 는 어둠이며, '루' 는 빛이라는 뜻이다. 구루 즉, 스승은 '어둠 또는 무지를 없애는 이' 라는 뜻이다. 인도에서는 학교 선생이나 다른 선생에게도 모두 구루라고 한다. 인간은 끊임없이 자신의 부족함을 채우며 완전함을 향해 전진해 나가는 존재이다. 영혼의 스승인 구루는 부모보다도 한층 더 정신적으로 연결되어 있으며, 가르침을 전승한다는 의미는 그래서 중요하다. 마치 거대한 물길이 작은 물길을 덮어 버리듯이 좋은 선생의 정신이 전체를 감싸 주는 것이다.

160절- 탄트라의 직관

सर्वमेतत्परित्यज्य ग्राह्यमेतन्मृगेक्षणे ।
किमेभिरस्थिरैर्देवि स्थिरं परमिदं धनम् ॥१६०॥

사르바메타트파리트야쟈 그라흐야메탄므리겍샤네
키메비라스티라이르데비 스티람 파라미담 다남 |160|

세상적인 것은 모두 일시적인 것이지만,
오 여신이여, 이 지고의 풍요로움은 영원하도다.

주해

이 절에서는 세상의 것은 일시적이지만 절대의 가르침은 풍요롭고 영원하다고 하였다.

이사 우파니샤드 16절은 이렇게 표현하였다.

"오 세상의 모든 것을 자라나게 하는 이여, 홀로 한 길로 가는 이여,
세상을 통제하는 이여, 최초의 창조주 **프라자파티**에서 태어난 이여,
오 태양이시여, 그대의 찬란하게 빛나는 빛을 거두어
그대의 은총으로 가장 성스러운 그대의 모습을 보여 주소서.
사람들은 그대, 태양이며 모든 것 안에 존재하는
절대인 푸루샤를 나라고 하오."

161절 – 이 지식을 결코 포기하지 않는다

प्राणा अपि प्रदातव्या न देयं परमामृतम् ।
श्रीदेवी उवाच ।
देवदेव महादेव परितृप्तास्मि शङ्कर ।१६१ ।

프라나 아피 프라다타브야 나 데얌 파라맘리탐ㅣ
스리데비 우바차ㅣ
데바데바 마하데바 파리트리프타스미 상카라ㅣ161ㅣ

심지어 프라나를 포기할 수도 있지만 이 가르침은
결코 포기되어서는 안 되는 지고의 감로수이다.
상서로운 여신이 말하기를,
오 위대한 주 상카라여, 신들의 신이여,
나는 완전하게 성취하였나이다.

주해

이 절은 완전한 성취를 이룬 것에 대한 선포이다. 이것은 붓다가 반야심경(般若心經)의 마지막 절의 만트라 게송(偈頌)에서, "가테 가테 파라가테 파라삼가테 보디스바하", 즉 "넘어가자! 넘어가자! 완전히 넘어갔구나! 깨달음이여 영원하여라!"라고 한 것과 같다.

162절 - 데비의 이해

रुद्रयामलतन्त्रस्य सारमद्यावधारितम् ।
सर्वशक्तिप्रभेदानां हृदयं ज्ञातमद्य च ।१६२।

루드라야말라탄트라스야 사라마드야바다리탐ㅣ
사르바샥티프라베다남 흐리다얌 그야타마드야 차ㅣ162ㅣ

**이제 나는 루드라야말라 탄트라의 고요함과
다른 모든 샥티들의 가슴에 대해 이해하였습니다.**

주해

  탄트라의 수행법에는 세 가지의 수행 체계가 존재한다. 첫 번째는 정통적 탄트라 수행법인 **삼야마**가 있으며, 두 번째는 비정통 수행법으로 **카울라**가 있고, 세 번째는 그 두 체계를 혼합한 **미스라**가 있다. 카울라 수행법은 성(性) 행위를 통한 실천법이라고도 알려져 있으나, 궁극적으로 내면적인 의식을 향상시키는 모든 수단과 방법을 말한다. 일반적으로 '탄트라'라고 하면 성 행위나 신비롭고 알 수 없는 세계를 말하는 것으로 올바르지 않게 인식하는 경우가 많다.

  가장 위대하며 통합적인 이 명상의 체계가 이상한 방향으로 알려진 것은 그것의 체계적인 가르침이 전달되지 못했기 때문이다. 탄트라 체계 중에 이 경전 비그야나 바이라바 탄트라는 **카시미르 샤이비즘**에서

나왔으며, 이 절에서 말하는 루드라야말라 탄트라는 비그야나 바이라바 탄트라와 같은 위대한 탄트라의 경전 중의 하나이다.

163절 - 절대인 시바와 상대인 삭티의 하나됨

इत्युक्त्वानन्दिता देवी कण्ठे लग्ना शिवस्य तु ।१६३।

이트육트바난디타 데비 칸테 라그나 시바스야 투 | 163 |

그러므로 말하나니, 여신들은 기쁨으로 담뿍 젖어
시바와 합일되었도다.

주해

　마지막의 궁극적인 합일 상태는 절대인 시바와 상대적인 삭티와의 대통합을 말한다. 이것은 모든 의식의 정점이요, 거대한 바다로의 녹아듦인 것이다.

산스크리트어 색인

※ 색인에 표시된 숫자는 해당 산스크리트어가 나온 절을 의미한다.

ㄱ

가리마 141

가테 161

가흐바레 118

간다르바 9

구루 57, 159

구루 무르티 143

구루 바캼 143

구루 파담 143

구루 크리파 143

구루 차크라 31

그야나 11, 137

그야니 38

그야나 칸다 144

ㄴ

나다 2, 12, 41, 114

나디 35, 68, 77, 154

나드 41

나라다 박티 수트라 23

나라야나 65

나비 30

네티 네티 89

니라다레 131

니로다 사마파티 29

니르구나 만트라 42

니르바나 29

니르바나 차크라 28

니르비차라 132

니르비칼파 29, 40, 45, 46, 48, 58, 66, 80, 108, 123, 130, 139, 147

니르비칼페나 마나사 63

니스타랑가 139

니야티 11

니트얌 바바예땀 타타흐 121

ㄷ

다라나 36, 84

다르마 18

다르마메가 29

다타트레야 57

다하라카사 44, 45

데비 시작 절, 8, 22

데바 시작 절

데사 14

두르발람 55

드바다사라 38

드바다산타 28, 51

드야나 36, 84

드야나 물람 143

디크 14

ㄹ

라그히마 141

라라레 30

라마나 마하리쉬 38

라마 크리쉬나 7

라바 130

라야 58, 59

라자스 1, 11

라자 요가 25, 36, 72, 114

라키타 145

렐리하나야 77

루드라 1, 52, 151

루드라야말라 탄트라 1, 162

리그베다 1

리쉬 25

리키타 42, 145

링가 사리라 56

■ ㅁ

마나사 42, 145

마나스 138

마노마야 코샤 32, 56

마니푸라 차크라 45, 68

마야 9, 11, 19, 95, 133

마티 121

마하 아카사 147

마하데바 8

마하트 54

마히마 141

만달라 32

만두캬 우파니샤드 29

만트라 2, 42, 49, 72, 90, 132, 143, 145, 156, 161

만트라 무드라 77

만트라 물람 143

멜라파카 141

묵샤물람 143

문다카 우파니샤드 116

물라 30

물라다라 차크라 35, 45, 68

므리테나 65

미라바이 23, 92

미스라 162

ㅂ

바가바드 기타 7, 13, 103, 124, 125, 136, 157

바가바탐 140

바가바트 푸라나 57

바시트바 141

바이 130

바이라바 3, 8, 11, 12, 13, 14, 19, 24, 25, 30, 50, 54, 72, 81, 84, 85, 86, 87, 88, 93, 100, 112, 121, 124, 127, 128, 130, 131, 138, 139, 142, 147, 153

바이라바 아트만 15

바이라비 25, 55, 77

바이카리 42, 145

박티 121

베다 90

베단타 5, 18, 102, 110, 133

보디스바하 161

부띠 54, 135, 138, 146

브라흐마 65, 92, 114

브라흐마란드라 28, 30

브라흐마바바 126

브라흐마차리 66

브라흐만 38, 69, 124, 141

브루마드야 30

브리하드아란야카 우파니샤드 52, 89, 123

브야나 154

브야파데쉬투마사크야 14

브야피니 30

비그야나 3

비그야나마야 코샤 32, 56

비그야나 바이라바 101, 110

비그야나 바이라바 탄트라 1, 3, 29, 31, 69, 73, 81, 128, 148, 162

비베카난다 7

비사르가 24, 90, 91

비세쉬니 14

비쉬누 65

비슈다 차크라 68

비스바 58

비자 만트라 42

비칼파 94, 115, 123

빈두 4, 12, 36, 37, 68, 90

빈두비사르감 90

ㅅ

사구나 만트라 42

사다시바 11

사다카 40

사뜨바스 1, 11

사라스바티 68

사마나 154

사마디 84

사마트바 비그야나 사무드가마나 64

사미카 140

사브다 2, 54

사브다 만트라 2

사브다 브라흐만 38

사비칼파 29, 44, 108

사크라 9, 10

사트 152

사트 치트 아난다 22, 65, 69, 74, 123

사하스라라 차크라 28, 29, 30, 51, 68, 90

사하자 29

삭티 시작 절, 11, 12, 17, 18, 19, 25, 34, 39, 55, 69, 72, 92, 121, 138, 151, 154, 163

삭티 무드라 77

산무키 무드라 36

삼마야 162

삼야마 35, 84

삼크야 54, 131

상카라 121

수다비드야 11

수쉬프티 29

수슘나 35, 44, 45, 68, 77

수트라 132

수틀라 사리라 56

숙쉬마 사리라 56

순야 39, 41, 79

순야 무드라 77

순야 얀트라 79

순야타 127

순야 판차카 32

슈크데바 140

스바디스타나 차크라 68

스바프남 29

스베타스바타라 우파니샤드 20, 141, 158

스판다 118

스판다카리카 118

시다사나 77

시띠 141

시띠 무드라 77

시린킨 140

시바 시작 절, 11, 12, 17, 18, 22, 24, 25, 30, 34, 52, 69, 80, 81, 90, 99, 121, 130, 151

시바 타뜨바 57, 163

시카 37

ㅇ

아 39, 42

아그니 52

아그야 차크라 68, 90

아나마야 코샤 32, 56

아나파나 사티 25

아나하드 114

아나하타 38

아나하타 차크라 45, 49, 68

아난다 72

아난다마야 코샤 32, 56

아난다 사리라 56

아난드모이마 69

아누타라 91

아니마 141

아드바이타 베단타 18

아르주나 7, 157

아스타 시띠 141

아자파 43, 145, 156

아자파자파 25, 156

아즈나 차크라 68

아카라 90

아카사 54

아카트야 14

아트마 138

아트만 15, 89, 108, 134

아파나 154

아파라 3, 5

아함카라 54

안타흐카라나 94

암리타 아난다 마이 70

암리탐 77

야갸 144

야즈나발캬 89

얀트라 79

옴 39, 90

요가 13, 25, 87, 113, 141

요가 니드라 87

요가 바시쉬타 136

요가 수트라 35, 36, 106, 132, 153

요기 25

요기니 141

우 39, 42

우다나 154

우파사나 칸다 144

우팜수 42, 145

운마니 120

운마니 무드라 77

위빠사나 25

유가판스바 65

유가판스밤리테나 65

음 39, 42

이다 35, 68

이사 우파니샤드 93, 160

이사트바 141

이스바라 11

이차 11

인드라 9

인드리야스 54, 55

ㅈ

자가리타 29

자나메자야 140

자파 145, 156

잔마르가 30

ㅊ

차크라 12, 29, 31, 44, 45, 68, 90

체타나 138

치티흐 삭티 92

ㅋ

카라루따드리가스트레나 36

카시미르 사이비즘 162

카울라 162

카라나 사리라 56

카랑키니 77

카르마 칸다 144

카비르 48, 70, 114, 155

카울라 141

카팔라 34

칸다 30

칸타 30

칼라 11, 14, 52

칼라그니 52

케발라 니르비 칼파 29

케차리 77

케차리 무드라 77

쿤달리니 30, 31, 154

크로다나 77

크리쉬나 7, 23, 92, 157

크리쉬나무르티 146

크리야 11

크샤파나트 150

ㅌ

타쯔밤 아시 5, 15, 72

타쯔바 16, 98, 101

타쯔바스 54

타마스 1, 11

타타흐 시바 121

타파스야 65

탄마트라스 54

탄트라 141, 154, 162

탄트라 요가 36

탄트라로카 62, 91, 147

탄트라코사 34

탈루 30

투리야 29, 39

트라탁 113

트리카 1

틸라크 37

■ ㅍ

파드마 아사나 77

파라 3, 5, 24, 161

파라가테 161

파라데비 24

파라메스바라 2, 90

파라모다야 63

파라삭티 18

파라삼가테 161

파라트밤 6

파람 사우바그얌 49

파레 파트레 33

파르바티 시작 절, 55, 150

파리식트 140

파트레 33

푸자 물람 143

푸루샤 1, 11, 54, 69, 131, 160

푸르나트바 117

푸르남 아다흐 푸르남 이담 17

프라그야 파라미타 흐리다야 수트라 89, 135, 161

프라나 24, 154

프라나마야 코샤 32, 56

프라나바 39

프라나삭티 67

프라자파티 160

프라캄야 141

프라크리티 1, 11, 16, 54, 69

프라프티 141

프리다야카사하 45

피남 55

핑갈라 35, 68, 77

ㅎ

하타 요가 36

하타 요기 78

흐리다야 38

산스크리트 용어 찾기

ㄱ

가테 : '가다' 또는 '넘어간다'.

간다르바 : 천상의 음악의 신.

구루 : 스승 또는 영적인 스승. 여기에서 '구'는 어둠이며, '루'는 빛을 말하는 것으로 '어둠을 몰아내는 이'라는 의미이다.

구루 무르티 : 스승의 형상.

구루 바캄 : 스승의 말.

구루 파담 : 스승의 연좌, 스승의 발 아래.

구루 크리파 : 스승의 은총.

구루 차크라 : 스승의 차크라라고 하여 미간 부위에 있는 아그야 차크라를 말한다.

그야나 : 지혜.

그야니 : 지혜를 관통하는 방법을 가지고 수행하는 이.

그야나 칸다 : 지혜를 여는 수행의 장.

ㄴ

나다 : 내면의 소리. 집중의 자각을 통한 소리.

나드 : 나다와 같은 의미.

나디 : 우리 몸 안에 있는 에너지 망 또는 신경 망으로 84,000개의 선이 있

다고 한다.

나라다 박티 수트라 : 헌신적인 박티 수행자 나라다가 쓴 경전.

나라야나 : 인도의 최초의 스승.

네티 네티 : 우파니샤드에 나오는 말로 '아니다, 아니다' 라고 하여 부정하는 말.

니로다 사마파티 : 집중된 삼매.

니르구나 만트라 : 뜻이 없는 순수한 만트라.

니르바나 : 완전히 넘어선 상태, 열반(涅槃)의 상태.

니르바나 차크라 : 머리 위의 차크라인 사하스라라 차크라를 칭하는 말.

니르비차라 : 넘어선 상태.

니르비칼파 : 우주 의식의 삼매.

ㄷ

다라나 : 집중.

다르마 : 자연의 법칙.

다르마메가 사마디 : 법운삼매(法雲三昧), 최고의 삼매를 말한다.

다타트레야 : 브라마, 비쉬누, 시바 세 신의 힘으로 나타난 성자.

다하라카사 : 뿌리 에너지.

데비 : 여신.

데바 : 남성의 신.

드바다사라 : 천상의 소리.

드바다산타 : 머리 위의 천 개의 연꽃이 피어 있는 사하스라라 차크라를 상징한다.

드야나 : 집중이 이어지는 상태, 명상.

드야나 물람 : 명상의 기초.

ㄹ

라마나 마하리쉬 : 인도 근대의 위대한 수행자이다. 지혜를 꿰뚫는 수행인 그야나의 수행자이며, "나는 누구인가?"라는 근본적인 의문을 직시하라고 하였다.

라마 크리쉬나 : 인도 근대의 위대한 수행자이며, 그 시대의 여러 사상가나 수행자들에게 많은 영향을 주었다.

라야 : 에너지.

라자스 : 프라크리티의 세 가지 요소 중에서 행위적이며 활동적인 행동의 요소이다.

라자 요가 : 최고의 요가, 또는 왕도의 요가.

라키타 : 글을 반복하여 쓰는 만트라.

렐리하나야 : 불꽃이라는 뜻이며, 성스러운 자세인 무드라 중의 하나이다.

루드라 : 시바 신의 다른 이름.

루드라야말라 탄트라 : 비그야나 바이라바 탄트라와 비슷한 탄트라이다.

리그베다 : 첫 번째 베다.

리쉬 : 선각자이며 보는 자이다.

리키타 : 글로 반복하여 쓰는 만트라.

링가 사리라 : 에너지 층의 몸.

ㅁ

마나사 : 마음.

마노마야 코샤 : 다섯 개의 코샤 중에 마음의 코샤, 또는 마음의 층.

마니푸라 차크라 : 배꼽 부위의 에너지 중심 부위.

마야 : 환영(幻影), 실재가 아닌 것.

마하 아카사 : 거대한 창공(蒼空).

마하데바 : 위대한 신.

마하트 : 우주적인 지성.

만두캬 우파니샤드 : 의식을 설명한 우파니샤드.

만트라 : 성스러운 소리, 명상의 중요한 도구.

만트라 무드라 : 분노를 의미하는 크로다나로부터 평정을 가져다 주는 무드라이다.

만트라 물람 : 만트라의 기초.

묵샤물람 : 해탈의 근원.

문다카 우파니샤드 : 무지를 사라지게 하는 우파니샤드.

물라다라 차크라 : 가장 밑바닥에 있는 에너지 중심.

미라바이 : 크리쉬나를 절대적으로 헌신했던 여자 수행자.

미스라 : 정통적인 우도 탄트라인 삼마야와 비정통 좌도 탄트라인 카울라, 그 둘을 혼합한 탄트라 체계이다.

ㅂ

바가바드 기타 : 크리쉬나와 아르주나의 대화로 구성된 인도에서 가장 대중적이며 유명한 경전이다.

바가바트 푸라나 : 인도의 신화를 다룬 경전 중에서 가장 알려진 경전이다.

바유 : 바람. 공기.

바이라바 : 절대의 상태, 절대적인 시바 신.

바이라바 아트만 : 절대적인 참 나.

바이라비 : 시바의 부인 삭티.

바이라비 무드라 : 텅 빈 공(空)의 상태를 표현하는 무드라, 순야 무드라라고도 한다.

바이카리 : 말하면서 하는 만트라.

박티 : 헌신.

베다 : 인도의 가장 오래된 경전이자, 현존하는 가장 오래된 문서이다.

베단타 : 진리를 바로 직시하는 지혜의 체계.

보디스바하 : 지혜에 귀의함.

부띠 : 가장 섬세한 내면의 층, 이지적인 상태.

브라흐마 : 창조.

브라흐마바바 : 지고의 본성 의식.

브라흐마차리 : 청정함, 결혼하지 않은 순수한 수행자.

브라흐만 : 절대.

브야나 : 에너지 층으로 몸 전체를 다루는 것.

비그야나 : 지혜.

비그야나 바이라바 : 절대적인 지혜.

비그야나 바이라바 탄트라 : 절대적인 지혜의 경전, 가장 중요한 탄트라 경전.

비그야나마야 코샤 : 이지의 층.

비베카난다 : 라마크리쉬나의 제자이며, 서양에 인도의 사상을 처음 전달한 수행자이다.

비사르가 : 에너지를 전환하는 것.

비쉬누 : 유지의 신.

비슈다 차크라 : 목의 에너지 중심 부위.

비자 만트라 : 근원적인 만트라.

비칼파 : 생각의 구조.

빈두 : 내면으로 집중하는 한 점.

ㅅ

사구나 만트라 : 뜻이 있는 만트라.

사다카 : 구도 수행자.

사뜨바스 : 긍정적인 요소.

사라스바티 : 브라흐마의 부인, 학문의 여신, 삭티.

사마나 : 몸 전체를 다루는 에너지.

사마디 : 초월 의식, 또는 삼매.

사미카 : 파리식트 왕이 물었을 때 명상을 하고 있었던 수행자.

사브다 : 내면의 소리를 듣는 것.

사브다 만트라 : 내면의 소리를 듣는 만트라.

사브다 브라흐만 : 브라흐만의 소리를 듣는 것.

사비칼파 : 유상(有相), 유상 삼매.

사크라 : 상대적인 모든 요소.

사트 : 진리.

사트 치트 아난다 : 절대 지복 의식, 절대 희열 의식.

삭티 : 내면 에너지, 가장 섬세하고 상대적인 에너지, 시바의 부인.

삭티 무드라 : 잠으로 쉽게 빠져들게 하는 무드라. 두 손의 양쪽 엄지를 둘째와 셋째 손가락으로 감추고, 넷째 손가락과 약지를 뻗어 만나게 하는 무드라이다.

산무키 무드라 : 눈과 코와 귀를 막고 집중하는 방법.

사하스라라 차크라 : 가장 높은 차크라, 머리 위의 천 개의 연꽃 모양.

사하자 : 자연스런 우주 의식 상태.

삼마야 : 탄트라 정통 수행 체계.

삼야마 : 집중, 명상, 삼매가 하나로 된 것.

삼카라 : 인도의 위대한 수행자이며, 인도 사상의 핵심인 우파니샤드, 바가바드 기타, 브라흐마 수트라를 정립하였다.

삼크야 : 인도 철학의 여섯 체계 중의 하나이며, 절대와 상대에 대해 세밀하게 정립한 학파이다.

수쉬프티 : 잠자는 의식.

수슘나 : 회음부에서 척추를 관통하여 제3의 눈까지 연결되어 있는 중추 에너지.

수트라 : 경전, 진리의 핵심.

수틀라 사리라 : 거친 몸의 층.

숙쉬마 사리라 : 육체와 정신의 중간 상태의 신경계와 같은 섬세한 층.

순야 : 텅 빈 상태, 공(쏜).

순야 무드라 : 텅 빈 공의 상태를 말하는 무드라. 연좌인 파드마 아사나나 성취좌인 시다사나를 취한 다음 무릎 위에 손을 얹고 손바닥을 위로 하

는 자세이다.

순야타 : 공(空).

슈크데바 : 인도의 위대한 출가 수행자의 표상이며, 절대 의식을 통한 직접적인 가르침 준 수행자이다.

스바디스타나 차크라 : 성기 부위의 에너지 중심 부위.

스바프남 : 꿈꾸는 의식 상태.

스베타스바타라 우파니샤드 : 스베타스바타라 성자가 쓴 우파니샤드, 불이 일원론인 아드바이타 사상을 말하였다.

시다사나 : 허리를 바로 세우고 앉아 허리를 펴고, 한쪽 발을 다른 쪽 발에 위에 포갠 다음 앉은 자세이다.

시띠 : 성취, 초능력이 일어나는 것.

시띠 무드라 : 시다사나를 취한 다음, 무릎 위에 손을 없고 손바닥을 위로 하는 자세이다.

시바 : 절대, 또는 바이라바를 칭하며, 비그야나 바이라바 탄트라 경전의 핵심이다.

시바 타뜨바 : 우주의 모든 것을 명상하는 것.

시카 : 머리를 면도하고 뒤쪽만 남기는 것을 말한다.

ㅇ

아그니 : '불' 이라는 뜻이며, 리그베다에 나오는 신이자 초월 의식의 상징이다.

아그야 차크라 : 미간 부위의 중심 센터이다. 영적인 눈을 여는 첫 번째 관문이나 스승이 없이 함부로 집중하게 되면 에너지가 위로 상승되어 상기(上氣)되거나 두통이 일어날 수도 있으니 반드시 스승에게 배워서 행하는

것이 좋다.

아나마야 코샤 : 몸의 층.

아나파나 : 들숨과 날숨.

아나파나사티 : 호흡 관조. 들숨과 날숨을 지켜보는 것.

아나하드 : 귀를 막고 내면의 소리를 듣는 것.

아나하타 : 울림 없는 소리, 천상의 소리.

아나하타 차크라 : 가슴 중심 부위의 에너지 센터.

아난다 : 희열, 지복(至福)의 상태.

아난다마야 코샤 : 지복의 층, 한계 없는 의식의 층.

아난드모이마 : 근대 인도의 여자 수행자이며, 신에게 헌신적인 몰입을 하였던 박티 수행자이다.

아드바이타 베단타 : 불이일원론.

아르주나 : 바가바드 기타에 나오는 위대한 장수. 비쉬누 신의 화신(化身)인 크리쉬나에게서 가르침을 받는다.

아자파 : 내면으로 만트라를 자연스럽게 연속적으로 반복하는 것.

아자파자파 : 하루 24시간 동안 언제나 숨을 들이쉬고 내쉬면서 호흡 소리나 호흡 만트라를 자연스럽게 실천하는 방법이다.

아카라 : 산스크리트어의 알파벳으로 표현되는 가장 첫 번째 단어이다. 이것을 낭송하고 반복하는 수행이 있으며, 일반적으로 '옴' 이라고 알려져 있기도 하다.

아카사 : 에테르, 공간 요소. 천공. 허공.

아트만 : 참 나, 또는 진아(眞我).

아파라 : 초월적이지 않는.

아함카라 : '나' 라는 상태.

안타흐카라나 : 내면적인 집중을 통한 내면의 과정.

암리타 아난다마이 : 남인도의 헌신적인 여자 수행자.

암리탐 : 불멸의 감로.

야갸 : 예배의 본질, 희생.

야즈나발캬 : 브리하드아란야카 우파니샤드에 나오는 고대의 수행자.

옴 : 절대적인 소리.

요가 : 인도 철학의 하나의 체계이며, 하나로 합일된다는 뜻이다.

요가 니드라 : 수행을 통하여 잠보다 깊은 상태로 몰입해 들어가는 방법이다.

요가 수트라 : 파탄잘리가 정립한 요가의 핵심 경전이다.

요기 : 요가 수행자.

요기니 : 여자 요가 수행자.

우다나 : 머리 부위를 다루는 에너지.

우파사나 칸다 : 베다의 제례 의식을 다루는 것이다.

우팜수 : 속삭이는 만트라.

운마니 무드라 : 외부적인 것을 바라보며 집중하지만 궁극적으로는 내면을 응시하게 하는 것이다.

위빠사나 : '위' 라는 것은 모든 것이 변한다는 무상(無常)이다. '빠싸나' 는 그것을 자각하고 철견(徹見)한다는 뜻이다.

이다 : 여성 에너지. 몸의 왼쪽과 연결되어 있으며, 좌우로 연결하고 회전 하면서 상승하여 왼쪽 콧구멍의 호흡 에너지와 통한다.

이사 우파니샤드 : 세상과 신의 통일성에 대한 주요 우파니샤드의 하나이다.

이차 : 의지.

인드라 : 신들 중의 신, 비의 신.

인드리야스 : 감각 기관.

ㅈ

자가리타 : 깨어있는 의식 상태.

자나메자야 : 파리식트 왕의 아들이며, 후에 왕위를 이어받는다.

자파 : 만트라를 반복하는 것.

★

차크라 : 우리 몸에 위치하는 일곱 개의 에너지의 중심 부위이다.

ㅋ

카시미르 사이비즘 : 시바 신을 추앙하고 바로 직시하게끔 하는 카시미르 탄트라의 체계.

카울라 : 탄트라 비정통 수행법.

카라나 사리라 : 정신적, 또는 영적으로 매우 미세한 세 가지의 층이다. 마음의 층인 마노마야 코샤, 이지의 층인 비노마야 코샤, 마지막의 희열의 층인 아난다마야 코샤로 이루어져 있다.

카랑키니 : 두개골을 의미하며, 바이라바의 무집착을 유도한다. 지혜의 무드라라고 한다

카르마 칸다 : 예배의 세 가지 희생 중에 행동을 다루는 것.

카비르 : 인도의 위대한 신비주의 시인이며 성자.

칼라 : 시간.

칼라그니 : 죽음과 불의 신, 시바.

케발라 니르비 칼파 : 신의식 상태이며, 대상의 미세한 상태까지도 인식되는 상태이다.

케차리 무드라 : 혀를 코 안쪽으로 타고 올라가게 하여 동공 깊숙이 밀어 넣는 것을 말한다. 이 혀는 미간인 아그야 차크라와 제3의 눈을 거쳐 이다, 핑갈라나디, 수슘나, 나디를 상승시킨다. 케차리 무드라를 실천함으로써 불멸의 감로인 암리탐을 마실 수 있다고 한다.

쿤달리니 : 에너지 체계. 수행, 또는 명상으로 잠자고 있는 쿤달리니를 일깨운다.

크로다나 : 분노.

크리쉬나 : 인도에서 가장 사랑받는 신이며 바가바드 기타와 마하바라타의 주인공이다.

크리쉬나무르티 : 20세기 세계적으로 유명한 인도의 수행자. 삶을 바로 직시하라는 가르침을 주었다.

크리야 : 행위.

ㅌ

타뜨바 : 물현화된 세계. 본질. 원질.

타뜨밤 아시 : "그대는 절대인 그것이다."라는 베단타의 가르침이다.

타마스 : 자연의 세 요소 중에 부정적인 요소.

타뜨바스 : 요소들. 다섯 가지 요소(지, 수, 화, 풍, 에테르(에너지)).

타파스야 : 강한 수행, 고행(苦行).

탄마트라스 : 다섯 가지 섬세한 요소, 소리, 색깔, 맛, 냄새, 접촉을 말한다.

탄트라 : 고대로부터 인도에 전승된 다양한 학문을 일컫는 말로, 비밀스럽게 가르쳐진다고 하여 밀교(密敎)라고도 알려져 있다. 궁극적인 목적은 우주적인 에너지와 합일을 이룬다는 것인데 일반적으로 성적인 방법을 통하는 것이라고 잘못 알려져 있기도 하다.

탄트라 요가 : 성스러운 소리와 그것의 형상과 에너지체계를 동시적으로 반복해서 공부하는 수행법이다.

투리야 : 초월 의식.

트라탁 : 눈을 뜨고 한점에 응시하는 요가의 방법.

트리카 : 세 가지 형상.

틸라크 : 이마 부위에 백단향 반죽과 쌀과 재 등을 섞어 바르는 것.

ㅍ

파드마 아사나 : 연꽃처럼 앉는 자세, 오랜 기간 명상할 때 필요한 자세이다.

파라 : 초월적인.

파라가테 : '온전히 넘어서 가자' 라고 하는 반야심경에 나오는 진언이다.

파라메스바라 : 최고의 지배자.

파라데비 : 모든 것이 발현되는 에너지.

파라삭티 : 미세한 상태까지 넘어서는 에너지.

파라삼가테 : 완전히 넘어선 상태.

파르바티 : 초월적인 시바의 부인이자 삭티이며, 모든 상대적 지혜의 근원이다.

파리식트 : 바가바드 기타의 아르주나의 손자이며, 슈크데브에게 진리를 바로 직시하는 베단타의 가르침을 받는다.

푸자 물람 : 예배의 근원.

푸루샤 : 참 나.

푸르나트바 : 심오한 의식의 상태를 실현한 이라는 뜻.

푸르남 아다흐 푸르남 이담 : 우파니샤드의 "절대도 완전하며 가득 차 있고 상대도 완전하며 가득 차 있다."라는 가르침.

프라그야 파라미타 흐리다야 수트라 : 불교의 대승 경전중의 최고의 경전인 반야심경(般若心經).

프라나 : 가슴 부위의 에너지, 우주 에너지.

프라나마야 코샤 : 기(氣)와 호흡과 프라나. 에너지 층.

프라나바 : 절대의 소리, 옴.

프라나삭티 : 몸이 에너지의 도구가 되는 것. 호흡 에네지.

프라나야마 : 호흡법.

프라자파티 : 최초의 창조자.

프라크리티 : 자연, 모든 상대적인 근원.

핑갈라 : 몸의 오른쪽과 연결되어 있으며 회전하면서 올라가 오른쪽 콧구멍의 호흡 에너지와 통한다.

ㅎ

하타 요가 : 몸과 에너지를 통해서 순수 의식에 도달하고 자신의 참 자아를 발견하는 방법이다.

하타 요기 : 몸과 에너지를 정화하고 몸을 통해서 자신을 깨달으려는 요가 수행자이다.

흐리다야 : 가슴.

산스크리트어 발음

모음

अ	A
आ	Ā (장음)
इ	I
ई	Ī (장음)
उ	U
ऊ	Ū (장음)
ऋ	Ṛi
ॠ	Ṛī (장음)
ऌ	Ḷi
ए	E
ऐ	AI
ओ	O
औ	AU
अं	AM (주로 ㅁ 또는 ㄴ 받침)
अः	AH

자음

1. 후음   क ka   ख kha   ग ga   घ gha   ङ ṅa

2. 구개음   च cha   छ chha   ज ja   झ jha   ञ ña   य ya   श śa

3. 반설음   ट ṭa   ठ ṭha   ड ḍa   ढ ḍha   र ra   ष sha

4. 치음   त ta   थ tha   द da   ध dha   न na   ल la   स sa

5. 순음   प pa   फ pha   ब ba   भ bha   म ma   व va

6. 기음   ह ha

〈참고〉
이 책에 발음된 산스크리트어에서
'모음'
A와 Ā 는 모두 '아'로,
I 와 Ī 는 모두 '이'로,
U 와 Ū 는 모두 '우'로,
Ṛi와 Ṛī 는 모두 '리'로 표기하였으며,
'자음'
ka와 **kha** 발음은 모두 '카'로 표기하였으며
ga와 **gha** 발음은 모두 '가'로,
ja와 **jha** 발음은 모두 '자'로,
ta와 **tha**, **ṭa**와 **ṭha** 발음은 모두 '타'로,
cha와 **chha** 발음은 모두 '차'로,
da와 **dha**, **ḍa**와 **ḍha** 발음은 모두 '다'로,
pa와 **pha** 발음은 모두 '파'로,
ba와 **bha**와 **va** 발음은 모두 '바'로,
s와 **śa** 발음은 모두 '사'로, **sha** 발음은 '샤'로 표기하였다. 그리고
na와 **ña** 발음은 모두 '나'로, **ṅa** 발음은 주로 'ㅇ' 받침으로 표기하였다.

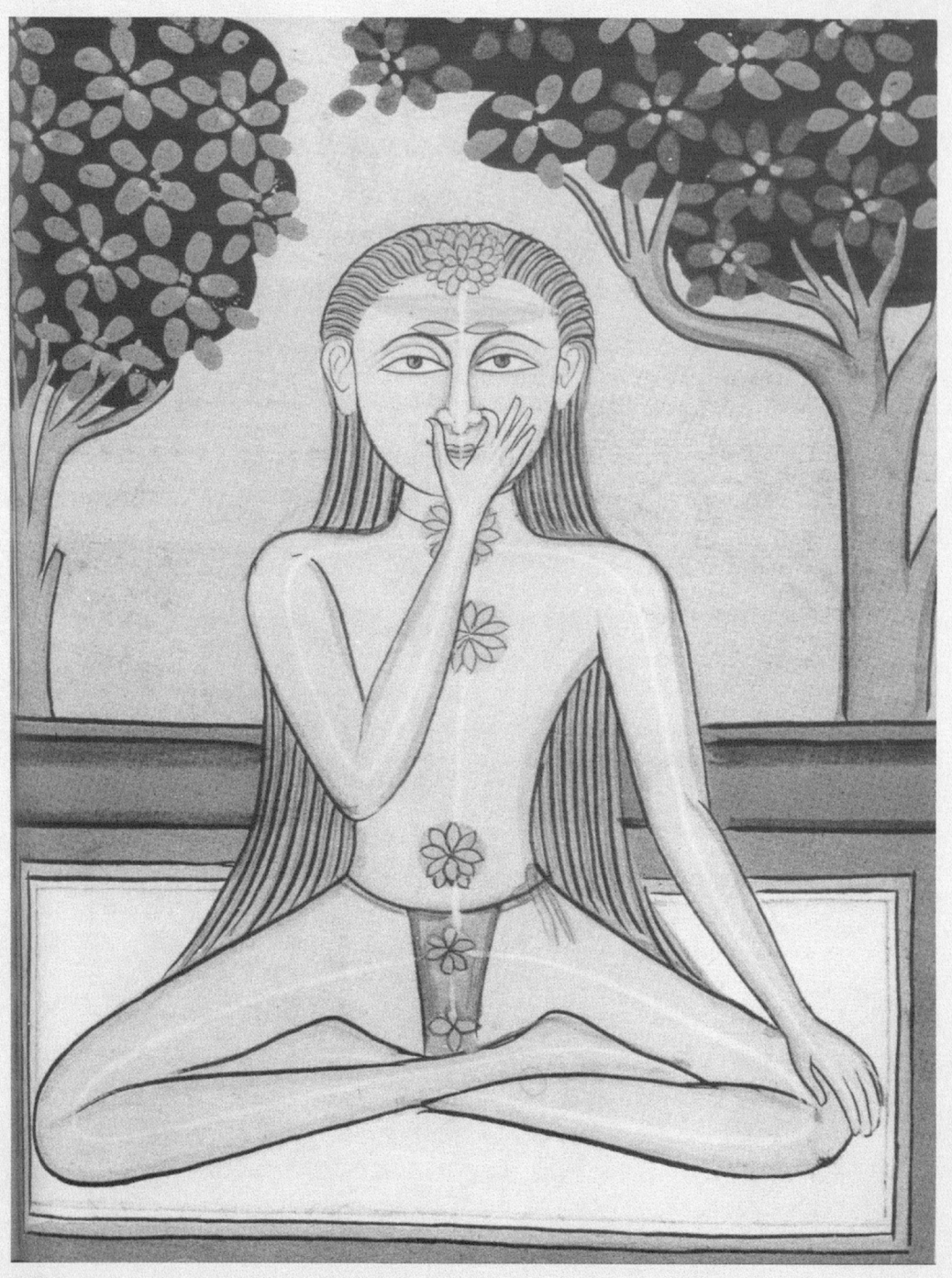

박지명

영남대 국문학과 졸업

1974년부터 인도 명상을 시작하였으며 오랫동안 인도에 머물면서 스승 아래 인도 명상과 다르사한 체계 및 산스크리트 경전을 공부하였다. 현재 '산스크리트 문화원'과 그 부설인 '히말라야 명상 센터'를 세워 자아회귀 명상(스바 삼 비드야 드야나)을 가르치고 산스크리트 경전들을 연구 보급 중이다.

인도의 명상과 요가에 관한 다양한 책들을 번역 및 저술하였다. 저서로 《바가바드 기타》, 《요가수트라》, 《우파니샤드》, 《반야심경》, 《양,한방,자연요법 내몸건강백과》, 《건강 재테크》, 《베다》, 《나에게로 떠나는 인도 명상 여행》 외 다수가 있고, 역서로는 《모든 것은 내 안에 있다》, 《요가》, 《자연 요법 백과》 외 다수가 있다.

히말라야 명상 센터 : Tel. 02-747-3351
홈페이지 www.sanskrit.or.kr

이서경

아메리카 산스크리트 인스티튜트
뉴욕대학교 언어학
인도 무자파나가르대학원 베다 음성학 석사
인도 무자파나가르 베다학교 연구원
인도 브라마차리 라젠드라에게 산스크리트 사사
인도 판디트 세바람 갈그에게 산스크리트 사사
한국 박지명 선생에게 산스크리트 원전 해석과 스리비드야 이론 및 수행 체계 사사
현재 산스크리트 문화원(Sanskrit Cultural Institute) 수석 연구원으로 있으며, 번역 및 저술 활동을 하고 있다. 저서로 《반야심경 산스크리트 원전주해》, 《베다》가 있다.

명상 비전

초판 1쇄 발행 2011년 4월 28일

주해 | 박지명 · 이서경

펴낸이 | 이의성

펴낸곳 | 지혜의나무

등록번호 | 제1-2492호

주소 | 서울시 종로구 관훈동 198-16 남도빌딩 3층

전화 | (02)730-2211 팩스 | (02)730-2210

ⓒ지혜의나무

ISBN 978-89-89182-77-1 93150

* 잘못된 책은 바꾸어 드립니다.